Karl-Heinz Hanusch · Magnetfeldtherapie

Karl-Heinz Hanusch

Magnetfeld-therapie

Schmerzen lindern – natürlich und ohne Nebenwirkungen

mit einem Sonderkapitel von
Dr. Hermann Focke:

»Magnetfeldtherapie in der Pferdeheilkunde durchgeführt mit dem elecsystem-Magnetfeld-therapiegerät«

Jopp
Oesch

EUBIOS-ZENTRUM IM GUT SPRENG
mit
PARK-KLINIK JULIUS HACKETHAL
Praxisklinik für Ganzheitsmedizin und Ausgewählte Chirurgie
EUBIOS-AKADEMIE und GESUNDHEITS-GUTSPARK

D-8201 Riedering-Spreng

Tel. 08036-3090 Fax 08036-8825

EUBIOS EUBIOS

Lieber Karl-Heinz Hanusch,

nachdem die Magnetfeldtherapie zu unseren regelmäßigen Heilhilfen gehört, hilft uns das Büchlein besonders.

Mit herzlichen Grüßen Ihr Julius Hackethal

16. Auflage 2003

Umschlaggestaltung: Kreativ Design Aumann, Wiesbaden
Druck und Bindung: Legoprint S.p.A., Lavis (TN)
Printed in Italy

ISBN 3-0350-5033-3

Gern senden wir Ihnen unser Verlagsverzeichnis:
Oesch Verlag, Jungholzstraße 28, 8050 Zürich
E-Mail: info@oeschverlag.ch
Telefax 0041/1 305 70 66 (CH: 01/305 70 66)

Unser Buchprogramm finden Sie im Internet unter:
www.joppverlag.ch

Inhaltsverzeichnis

Wichtiger Hinweis:

Die Ratschläge in diesem Buch sind von Autor und Verlag sorgfältig erwogen und geprüft; dennoch kann eine Garantie nicht übernommen werden. Eine Haftung des Autors bzw. des Verlags und seiner Beauftragten für Personen-, Sach- und Vermögensschäden ist ausgeschlossen.

Vorwort

Magnetfelder sind in der Natur seit langem bekannt. Sie werden seit etwa 66 Jahren zu medizinisch-therapeutischen Behandlungen eingesetzt. Die Magnetfeldtherapie birgt bei sachgemäßer Anwendung keine Risiken und ist auch unabhängig vom Alter des Patienten anwendbar.

Dieses Buch soll aufzeigen, was bei der Behandlung in der Rundspule, im Extremitäten-Applikator, auf der Magnetfeldmatte und in der Magnetfeld-Großanlage geschieht. Ich versuche auch darzustellen, bei welcher Art der Anwendung der größtmögliche Nutzen aus der Magnetfeldtherapie gezogen werden kann.

Meine Erfahrungen gründen sich nicht nur auf die von der Firma PULSAMED in Simmern/Hunsrück geführten Geräte, sondern auch auf Geräte der Firma B.M.S. BioMedicalSystem in Wiesbaden.

Die Geräte beider Firmen sind in Praxen von Ärzten, Tierärzten, Zahnärzten und Heilpraktikern am weitesten verbreitet, bieten ein Höchstmaß an Sicherheit und sind technisch auf dem neuesten Stand, sowohl was Material und Zubehör als auch die Feinabstimmung betrifft. Auch habe ich mir von den beiden Herstellern bestätigen lassen, daß die Geräte der neuesten Medizinischen Geräteverordnung entsprechen.

Zum Schutz der Patienten weise ich ausdrücklich darauf hin, daß ich nur die im Buch genannten Praxis- und Klinikgeräte selbst erprobt und zur medizinischen Anwendung in meiner Praxis benutzt habe. Änderungen der Modellbezeichnungen und Verbesserungen an den elektronischen Bedienelementen wurden zwischenzeitlich vorgenommen; die Abbildungen können deshalb abweichen.

Mit dem Gesetz über Medizinprodukte (MPG) vom 2. August 1994 ist ein neues Rechtsgebiet für Produkte entstanden, die bisher dem Anwendungsbereich unterschiedlichster Gesetze (AMG, LMBG, MedGV, Eichordnung u. a.) unterworfen waren. Das Medizinproduktegesetz kommt nicht zuletzt auch dem langjährigen Wunsch seriöser Hersteller an den Gesetzgeber entgegen, die spezifischen Anforderungen an Medizinprodukte in einem eigenständigen Gesetz zu regeln.

Das MPG basiert auf Gemeinschaftsrecht und enthält darüber hinaus weitere nationale Anforderungen, die von Herstellern, Importeuren, Händlern und Anwendern zu beachten sind.

Die Anwendung der Magnetfeldtherapie erspart in vielen Fällen die Einnahme von Medikamenten und bewahrt vor unerwarteten und schädlichen Nebenwirkungen.

Allein in Deutschland werden in niedergelassenen Praxen, Krankenhäusern und Kliniken täglich Tausende von Behandlungen mit Magnetfeldtherapie-Geräten erfolgreich durchgeführt.

Wenn ich aufgrund meiner Kenntnisse dieses biophysikalischen Behandlungsverfahrens die Magnetfeldtherapie verordne, dann in der Überzeugung, Patienten auf bewährte Art und Weise Erleichterung und Heilung zu verschaffcn.

Besonders möchte ich dem Verlag Karl F. Haug in Heidelberg danken für die Erteilung der Genehmigung, die facharztspezifischen Fallbeschreibungen, z. B. im Zahnarztbereich und in der Orthopädie, zu zitieren.

Auch möchte ich an dieser Stelle auf die Arbeiten von Prof. Dr. Fritz-Albert Popp, Dr. med. Gerhard Ohlenschläger und Dr. med. Horst Kief im Rahmen unserer Zusammenarbeit im Vorstand der Wormser Akademie für Medizin und reformierte Heilweisen hinweisen. Ebenso der elecsystem GMF Corporation AG in Zug für die Erlaubnis den Artikel von Dr. Hermann Focke abzudrucken. Das Zusammenwirken von (quanten)physikalischen und biochemischen Vorgängen in unserem Organismus und der daraus abzuleitenden Therapieempfehlungen wird noch zu weiteren Modellen der Beeinflußbarkeit der Mikrozirkulation führen. Ob »Schwingung« oder »Information«, die Zukunft der biologischen Therapien bleibt spannend.

Karl-Heinz Hanusch

Adresse des Autors:

Ingwerweg 8 a
65191 Wiesbaden-Sonnenberg
Tel. 0611/56 13 23
Fax 0611/9 57 08 08

Historisches

Oskar Gleichmann

Dr. med. Oskar Gleichmann, der Entdecker des pulsierenden magnetischen Großfelds, wurde am 24. Mai 1893 in Hinternah/Thüringen geboren. Seine medizinischen Studien absolvierte er in Greifswald, Jena und München. 1919 legte er an der Universität München das medizinische Staatsexamen ab. Danach war er 6 Jahre lang Assistenzarzt an der chirurgischen Universitätsklinik in München unter der Leitung von Professor Ferdinand Sauerbruch. Anschließend ging Dr. Gleichmann als Oberarzt für 3 Jahre an die staatliche Frauenklinik in Dresden. 1929 ließ er sich als Arzt in München nieder. In beiden Weltkriegen war Dr. Gleichmann im Sanitätsdienst tätig, zuletzt als Stabsarzt.

Seit dem Ende des 2. Weltkriegs beschäftigte er sich intensiv mit der Anwendung der magnetischen Energie auf den Organismus, insbesondere bei der Behandlung schwerer Krankheiten.

Erfolgreicher Einsatz seit 1973

Ende der 60er Jahre entwickelte Gleichmann ein Gerät, um den Organismus mit dem pulsierenden magnetischen Großfeld mittels einer Induktionsspule zu beeinflussen. Diese Gerät wurde seit Anfang 1973 erfolgreich bei der Behandlung Schwerkranker eingesetzt. Die Fortentwicklungen der Gleichmannschen Induktionsspule stehen heute in unterschiedlichsten Geräten zur Verfügung.

Physikalisches

Jede bewegte elektrische Ladung (Strom) hat neben den rein elektrischen Eigenschaften zusätzlich magnetische Wirkungen. Umgekehrt führt jede Magnetfeldveränderung zu einer elektrischen Reaktion.

Wesen des Magnetismus

Ampèresche Hypothese

Ein Magnetfeld wird durch elektrische Ströme erzeugt. Bedeutung besitzt die Ampèresche Hypothese: Magnetische Eigenschaften der Stoffe werden durch elektrische Ströme in der Elementarstruktur hervorgerufen.

Diese Hypothese wurde durch moderne Erkenntnisse des Atommodells bekräftigt. Kreisende Elektronen sind eine Art Strom, dadurch wird ein Magnetfeld erzeugt. Auch Eigendrehung der Elektronen bewirkt magnetische Effekte.

Magnetisches Feld

Stabmagnet

Stabmagnetismus
Man unterscheidet hier zwischen Nordpol und Südpol (gleichnamige Pole stoßen sich ab, ungleichnamige ziehen sich an). Man findet immer Dipole.

Spulenmagnet

Spulenmagnetismus
Ein Magnetfeld läßt sich auch künstlich ohne Einsatz von Stabmagneten herstellen. Dabei wird ein Draht zur Spule gewickelt. Ein durch diese Spule fließender Strom erzeugt ein magnetisches Feld, dessen Stärke immer von der Windungszahl der Spule abhängt. Im Innern der Spule entsteht eine intensive Feldliniendichte.

Feldliniendichte

Pulsierendes Magnetfeld

Pulsation

Unter Pulsation versteht man einen physikalischen Vorgang, bei dem ein elektromagnetisches Feld in seiner Grundfrequenz in einem bestimmten Rhythmus verändert wird.

Schwingungsarten

Bei elektromagnetischen Schwingungen unterscheidet man:

- langwellige Strahlungen: ultraviolett, sichtbares Licht, Infrarot mit Wärmestrahlung;
- kurzwellige Strahlungen: kosmische Strahlungen, Gammastrahlen, Röntgenstrahlen;
- Hoch- und Höchstfrequenzen: Sie reichen von Millimeterwellen bis zu Kilometer- und Myriameterwellen;
- Nieder- und Mittelfrequenzen: Interferenzströme, diadynamische Ströme, Wechselstrom im täglichen Leben, pulsierende Magnetfelder

Therapeutisch benutzte pulsierende Magnetfelder sind demnach den Nieder- und Mittelfrequenzen zuzuordnen.

Gerätetechnik

Impulspakete

Eine von einem Wechselstrom durchflossene Spule baut ein Magnetfeld bestimmter Charakteristik auf. Teilt man diesen Wechselstrom in bestimmte Impulse, entstehen die für die Therapie notwendigen Impulspakete (pulsierendes Magnetfeld).

Veränderung der Impulsfrequenz auf der Eingangsseite verursacht eine Abwandlung des Magnetfelds. Pulsierende Magnetfelder müssen also zu Impulspaketen zusammengefaßt werden. Die brauchbare technische Lösung erfordert viel Feinabstimmung.

Intensität

Bei den verschiedenen Geräten bestehen Unterschiede. Von der einfachen kleinen runden Spule bis zur Magnetfeldgroßanlage (für große Praxen oder Kliniken) werden

Gauß (G)

Geräte unterschiedlicher Intensität angeboten. Die Intensität, also die magnetische Feldstärke, wird in Gauß (G) gemessen.

Frequenz

Hertz (Hz)

Man unterscheidet zwischen Grund- und Impulspaketfrequenz. Die meisten Geräte besitzen eine feste Grund- und eine variable Impulspaketfrequenz. Die Frequenz wird in Hertz (Hz) gemessen.

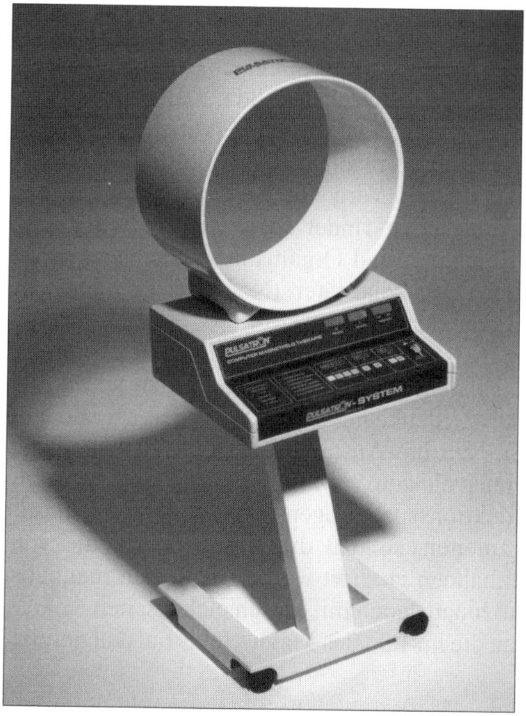

Tragbares Magnetfeld-Steuergerät mit großer Ringspule; sehr zweckmäßig in der Bauweise für Heimbestrahlungen. Auch auf ärztliche Verordnung hin keine Kostenerstattung mehr durch Ersatzkassen möglich. Bei schwer bettlägerig Erkrankten ist der Anschluß einer Magnetfeld-Bestrahlungsmatte, die einfach unter das Bettuch geschoben werden kann, möglich (sogenannte Bechterew-Matte mit und ohne Heizspiralen).

Wirkung der pulsierenden Magnetfelder

Wechselwirkung zwischen magnetischen und elektrischen Feldern

Magnetische Felder beeinflussen alle magnetisierbaren Substanzen. Außerdem ist eine Wechselwirkung zwischen magnetischen und elektrischen Feldern gegeben. Elektrische Ladungen werden ebenfalls von magnetischen Feldern beeinflußt. Die elektrischen Ladungsträger ordnen sich diesen Einflüssen unter, die Einflüsse bestimmen auch die Beweglichkeit und Bewegung von Elektronen sowie den gesamten Ionenfluß.

Metallische Implantate

Diese Erkenntnisse sind besonders wichtig, wenn man mit metallischen Implantaten (operativ eingebrachte Organteile oder Kunstgebilde, z. B. künstliche Herzklappen, Metallgerüst am Kieferknochen) im Wirkfeld der Applikatoren rechnen muß. Hier bilden sich – über die geschilderten Vorgänge hinaus – Wirbelströme, und unter Umständen findet sogar ein Ionentransfer zwischen Implantat und Organismus statt, wobei sich dies ganz nach den Polaritäten (Nord- oder Südpol) richtet, die aufeinandertreffen.

Nerven- und Zellbeeinflussung durch Magnetfelder

Die meisten biologischen Vorgänge sind mit elektrischen Abläufen verbunden oder werden von diesen getragen. Man denke nur an die Nervensignale oder an den Kalium-Natrium-Austausch an den Zellwänden. Nervenbahnen als gute elektrische Leiter sind sogar imstande, Induktionsspannungen zu erzeugen und diese dann weiterzuleiten, so daß die Organpartien, die von den Nervenbahnen tangiert werden, über den magnetischen Einfluß hinaus noch mit echten elektrischen Mikrospannungen, die im Takt des Magnetfelds pulsen, gereizt werden.

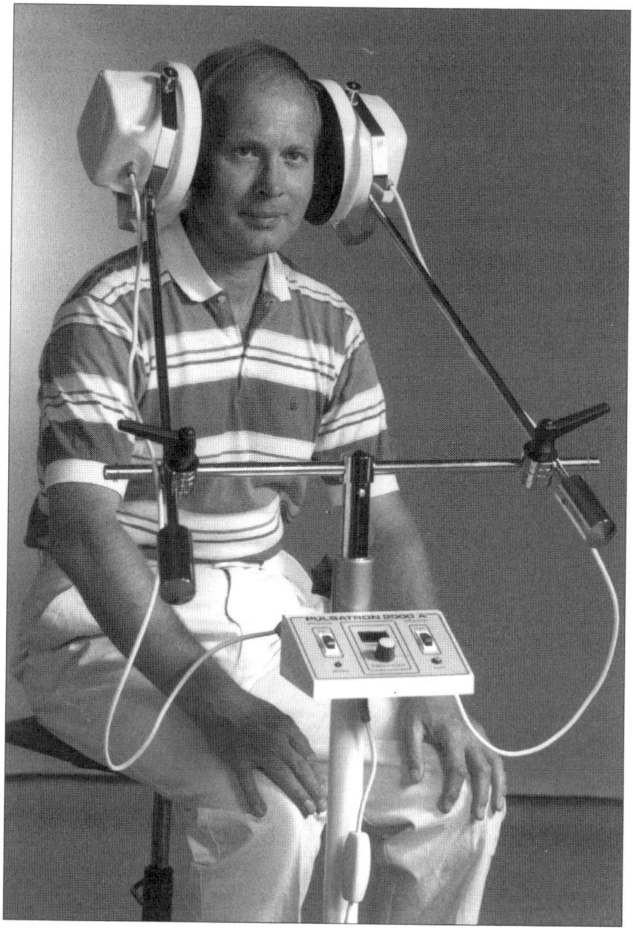

Sehr vielseitiges Kleingerät. Durch Verstellmöglichkeiten in der Höhe sowie des Bestrahlungswinkels eine ideale Einsatzmöglichkeit, z. B. nach der Ohrakupunktur, bei ein- oder beidseitigen Kniegelenkbeschwerden, für den sogenannten Tennisellenbogen und andere mehr. Nachteil der Kleinanlage: eine fest eingestellte Frequenz und Leistung, diesbezüglich keine Variationsmöglichkeiten. Dieses Modell wird am meisten von medizinischen Bademeistern und Masseuren, Sportvereinen, Kleinpraxen und Privathaushalten eingesetzt.

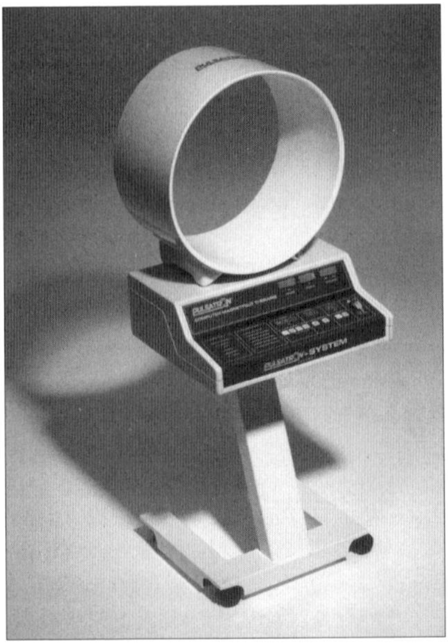

Computer-Magnetfeld-Anlage neuester Generation; der Mikroprozessor wird mit quarzreinen Frequenzen gesteuert.

Man sieht also: Sämtliche elektrischen Vorgänge im Körper werden von den applizierten Magnetfeldern beeinflußt.

Wirkung auf den Organismus

Wie wirken nun diese Felder auf den Organismus? Ein starkes magnetisches Gleichfeld wirkt auf alle magnetischen Stoffe fixierend und wird die Pole, sofern diese mit einer bestimmten Eigenfrequenz schwingen, zum Stillstand bringen, mindestens aber verlangsamen.

Monophasige Applikatoren

Werden nun diese magnetischen Gleichfelder in ihrer Intensität gewollten Schwankungen unterworfen, spricht man von *monophasigen Applikatoren.*

Wenn die Hüllkurve dieses auf- und abschwellenden Signals (Magnetfelds) in einer Frequenz appliziert wird, die in ihrer Form den im Organismus selbst vorkommenden Kurven entspricht, kann diese Applikation noch immer monophasig sein, wirkt aber trotzdem dynamisch.

Starke Wirbelströme in Metallen

Reine magnetische Wechselfelder höherer Frequenz verursachen in Metallen mehr oder weniger starke Wirbelströme, die unter Umständen zu Überwärmungen des Implantats führen können und deshalb nicht zum Therapiesystem gehören.

Fließende Grenzen

Außerdem sind hier die Grenzen zwischen der Applikation von Hochfrequenz über Antennen und der magnetisch dargebrachten Frequenz über Spulensysteme fließend.

Nutzung zu Therapiezwecken

Man muß aber feststellen, daß das hochfrequente Magnetfeld mit großen Strömen und Leistungen nicht zu Therapiezwecken eingesetzt wird. Dagegen werden starke magnetische Wechselfelder niedriger Frequenz (20–500 Hz) intensiv zu Therapiezwecken genutzt.

Rundspulen

Neutrale Zone in der Mitte

Unter dem Eindruck des gewünschten Heileffekts haben sich aufgrund langjähriger Versuche bestimmte Applikatorenformen durchgesetzt, die überwiegend die monophasige Behandlung mit Nord- oder Südpol und verschiedenen Frequenzen ermöglichen. Große Rundspulen, die in ihrem Inneren Platz für Extremitäten oder den ganzen Patienten bieten, sind selbst dann, wenn sie mit Gleichstrom betrieben werden, mit beiden Polaritäten wirksam. An der einen Spulenseite wird ein Nordpolfeld ausgebildet, an der anderen Seite ein Südpolfeld. In der Mitte der Spule, genau dort, wo der Wechsel zwischen den beiden Polaritäten stattfindet, befindet sich eine neutrale Zone.

Über die Ionenwirkung hinaus werden aber auch die biologisch-kybernetischen Vorgänge unseres Körpers beeinflußt, so daß wir von einem Energietransfer nach physikalischen Grundsätzen sprechen können.

Beeinflussung des Stoffwechsels

Wenn wir davon ausgehen, daß der Stoffwechsel im Körper mit dem Ionenaustausch positiver und negativer Polung als Ladungsträger verknüpft ist, dann ist der Stoffwechsel nach dem Prinzip des Ionenaustauschs zwischen dem Innenraum der Zellen und ihrer Peripherie vom Magnetfeld beeinflußbar.

Wichtige Erkenntnis

Diese Erkenntnis ist um so wichtiger, da man weiß, daß im gestörten, also kranken Organismus der Zellstoffwechsel, die Zellspannung und die Umverteilung von der Energiezufuhr, vom Sauerstoff und anderen energetischen Ladungsträgern, abhängen und bei Kranken eben gestört sind.

Abtransport von Schad- und Schlackenstoffen

Erklärung für schnelle Heilung

Diese Störungen hilft das Magnetfeld dadurch zu beheben, daß es rein energetisch Einfluß nimmt und die direkt beeinflußbaren Materialien im Takt seiner magnetischen Schwingung bewegt. Auf diese Weise werden Schad- und Schlackenstoffe im Rahmen des gesteigerten Stoffwechsels in Bewegung gebracht und abtransportiert. Die Zellteilungsrate wird gesteigert, und das ist die Erklärung für die schnelle Heilung von Wunden und den raschen Abbau von Blutergüssen.

Grund für hohe Erfolgsrate der Magnetfeldtherapie

Geht man nun davon aus, daß nahezu alle Krankheiten die Zellen, unsere kleinsten selbständigen biologischen Einheiten, beeinflussen, dann dürfte es klar sein, daß genau hier der Grund für die hohe Erfolgsrate der Magnetfeldtherapie zu suchen ist, da kranke und inaktive Zellen sozusagen zur Normalisierung gezwungen werden.

Gleichbleibende Magnetfelder (statische Felder) verändern ruhende Ladungen nicht. Darum besitzen sie nur geringe Therapiewirkung.

Im menschlichen Körper sind jedoch bewegte elektrische Ladungen nachweisbar: im Bereich der Zellmembran, beim Ionentransport und beim Elektrolyttransport in der Lymph- bzw. Blutbahn.

Pulsierende Magnetfelder zeigen neben der statischen eine induktive Wirkung: Sie üben Kräfte auf ruhende Ladungen aus und setzen diese in Bewegung.

Wirkungsablauf der Magnetfeldtherapie

Beeinflussung des Ionentransports

In der Literatur wird ein Einfluß der Magnetfelder auf

Ionen-beschleunigung

den Ionentransport diskutiert, der sich bei Krankheiten verändert. Magnetfelder beschleunigen den Ionentransport.

Beeinflussung der Nervensignale

Im Nervensystem werden Signale mit Hilfe elektrischer Impulse übertragen. Dabei können in den Synapsen (Verbindungen von Nervenabschnitten) nacheinander induzierte Spannungen summiert werden. Auf diese Weise lassen sich trotz geringer Spannung Reaktionen durch das Magnetfeld erklären. Es kommt zur Auslösung eines Impulses.

Impulsauslösung

Erzeugung von Strömen in supraleitenden Biomolekülen

Supraleitung wird zur Erzeugung von Strömen genutzt

Supraleitung in Biomolekülen wurde bisher in schulgerechter Weise noch nicht nachgewiesen. Sie ist jedoch vorhanden und wird von der Magnetfeldtherapie zur Erzeugung von Strömen genutzt.

Heilanzeigen der Magnetfeldtherapie

Die Magnetfeldtherapie kennt eine breite Palette von Indikationen (Heilanzeigen). Diese Breite ist sehr einfach zu begründen:

Breite Palette von Heilanzeigen

- Magnetfelder durchdringen alle Stoffe.
- Die Tiefenwirkung ist gesichert.
- Nebenwirkungen sind nicht bekannt.
- Thermische Nebenreaktionen treten nicht auf.
- Besondere Vorbereitungen für die Anwendung sind nicht erforderlich.
- Magnetfeldtherapie läßt sich mit anderen Therapiearten hervorragend kombinieren.

Anwendungsgebiete in der Naturheilpraxis

In der Naturheilpraxis wird die Magnetfeldtherapie universell eingesetzt, insbesondere aber

Universelle Einsetzbarkeit

gegen den Schmerz:
Hier können durch Beschleunigung des Entzündungs- und Heilungsprozesses akute (plötzlich auftretende) Schmerzen dauerhaft beseitigt und damit die Entwicklung chronischer (langsam entstehender) Schmerzen verhindert werden.

Dauerhafte Beseitigung von akuten Schmerzen

zur Vorbeugung:
Hier wird beispielsweise Pseudarthrosen (Scheinabnutzung der Gelenke) vorgebeugt, aber auch Erkrankungen der Gelenke und Knochen, die durch ständiges Überbeanspruchen entstehen.

Vorbeugung von Gelenk- und Knochenerkrankungen

zur Förderung des Zellstoffwechsels:

Aktivierung des Stoffwechsels

Hier wird der Stoffwechsel in krankhaft verändertem Gewebe aktiviert, außerdem wird die Durchblutung angeregt.

in der Orthopädie und Angiologie (Gefäßheilkunde):

Höhere Belastung des Bewegungsapparats

Hier kommt es zu einer höheren Belastbarkeit des Bewegungsapparats und zu einer besseren Funktionsfähigkeit der Blutgefäße.

in der Sportmedizin:

Schnelle Heilung

Hicr wcrden vor allem erhöhte Sauerstoffzufuhr und schnellere Heilungsprozesse bewirkt.

gegen Rheuma:

Unterstützung anderer Maßnahmen

Hier stellt die Magnetfeldtherapie vor allem bei akut entzündlichen Prozessen eine ausgezeichnete Unterstützung anderer therapeutischer Maßnahmen dar (s. Seite 54 ff.).

Therapieerfolge

Bei den verschiedensten Anwendungen der Magnetfeldtherapie wurden übereinstimmend folgende Therapieerfolge festgestellt.

- verbesserte Durchblutung und Sauerstoffverteilung in den Zellen sowie Aktivierung des Stoffwechsels in den Geweben (Mikrozirkulation);
- Wiederherstellung des Natrium-Kalium-Gleichgewichts der Zellmembranen (wiederhergestellte Polarität);
- Steigerung der Fähigkeit, Toxine (Giftstoffe) abzubauen, und damit Stützung des Immunsystems;
- verstärkte Vaskularisation (Durchwachsung mit Gefäßen) des verheilenden Gewebes, dadurch kürzere Heilungsdauer bei traumatischen (verletzungsbedingten) und Operationswunden sowie bei Frakturen (Brüchen);

- verbesserte Regenerationsfähigkeit der Haut nach Transplantationen sowie bei Narben und Ekzemen;
- schnelleres Abheilen von Gefäßentzündungen und varikösen (krampfadrigen) Geschwüren;
- vermindertes Auftreten von Ödemen (krankhaften Ansammlungen von Flüssigkeit in den Lymphspalten der Gewebe) und Hämatomen (Blutergüssen), bei Distorsionen (Verdrehungen, Verzerrungen) und in der Nasenschleimhaut;
- Linderung bei asthmatischen Anfällen, insbesondere bei Kindern;
- vorübergehende Blutdrucksenkung bei Hypertonie (Bluthochdruck);
- Aktivierung des Stoffwechsels bei Fettsucht, zur Regeneration und bei Maßnahmen zur Entgiftung.

Anwendungsvorschriften

Bei der Anwendung der Magnetfeldtherapie sind einige Vorschriften zu beachten:

Rheumatherapie

Um bei der *Rheumatherapie* anzusetzen: Nach einer gewissen Zeit der Magnetfeldeinwirkung kommt es zur »Sättigung«. Darum sollte die Einzelbehandlung hier nicht über 15 Minuten pro Sitzung ausgedehnt werden. Die häufigere Applikation (Verabreichung) mit kürzerer Behandlungszeit ist vorzuziehen.

Kleine und häufige Reize erhöhen die Wirkung

Diese Feststellung entspricht im übrigen der homöopathischen Faustregel: Je kleiner und häufiger die Gabe (Reiz), desto höher die Reaktion.

Individuelle Dosierung

Bei eher chronisch entzündlichen rheumatischen Prozessen spielt individuelle Dosierung eine besondere Rolle. Dies gilt vor allem für die Intensität und Frequenz, die bei Behandlungsbeginn niedrig dosiert sein sollten.

Verzögerte Wundheilung

Auch bei *verzögerter Knochenbruch- und Wundheilung* sollten zur Vermeidung der »Sättigung« die Einzelbehandlungen in kurzen Intervallen erfolgen.

Entzündungen

Bei *Entzündungen* sollten Intensität und Frequenz lediglich bis zu 30 Gauß und 8 Hertz betragen.

Verletzungen

Bei *Verletzungsfolgen* können höhere Dosen gegeben werden.

Entgiftung

Die bei *Entgiftungsprogrammen* (Stoffwechselentgleisungen) optimalen Dosen liegen um 90 Gauß und 30 Hertz.

Herzleiden

Bei Patienten mit *Herzleiden* dürfen nur niedrige Dosen gegeben werden.

Kopfbehandlungen

Bei *Kopfbehandlungen* sollte ebenfalls niedrig dosiert werden.

Bluthochdruck

Bei *Hypertonikern* ist eine besonders vorsichtige Anwendung geboten, da in Extremfällen – je nach medikamentöser Einstellung – ein drastischer Blutdruckabfall eintreten könnte.

Behandlungsdauer

Konkrete Angaben zur Behandlungsdauer lassen sich nicht machen. Die Dauer der jeweiligen Magnetfeldtherapie ist unabhängig vom einzelnen Behandlungsfall. Jedoch ist eine Mindestzahl von 8–10 Anwendungen pro Fall angezeigt.

Mindestens 8–10 Anwendungen

Aber auch bei sachgerechter längerer Applikation kommt es nicht zu Nebenwirkungen.

Keine Nebenwirkungen

Gegenanzeigen

Virusinfekte und Pilzerkrankungen

Ich wende die Magnetfeldtherapie nicht an bei Virusinfekten und Mykosen (durch Pilze hervorgerufene Krankheiten) sowie bei Patienten mit Herzschrittmachern und Schwangerschaften, da es sich hierbei zweifellos um Kontraindikationen (Gegenanzeigen) handelt.

Was kostet die Therapie?

Unterschiedliche

Die Honorarforderungen der Behandler sind sehr unterschiedlich. Meine in der 1. Auflage dieses Buches angegebenen Erfahrungswerte pro Applikation schwanken regional erheblich – sie können bis € 40,– betragen. Dies ist meines Erachtens auf die Gesundheitsreform zurückzuführen, da bei alleiniger Verordnung und Anwendung der Magnetfeldtherapie die in den Beihilfebestimmungen vorgesehenen Honorarsätze keineswegs ausreichen, um die Rentabilität eines guten Geräts neuester Bauart erzielen zu können.

Honorarforderungen

Der monatliche Mietpreis für ein Gerät liegt heute bei etwa € 300,–.

Etwa € 300,– monatliche Miete

Zahlt die Krankenkasse?

Nach einer 1982 abgegebenen Stellungnahme der Kassenärztlichen Bundesvereinigung, die darüber zu befinden hat, ob und bei welchen Heilanzeigen eine Kostenübernahme durch die Krankenkassen gerechtfertigt ist, gelten für die Magnetfeldtherapie die Voraussetzungen der Kostenübernahme nach § 368 RVO (Reichsversicherungsordnung) bei folgenden Heilanzeigen als erfüllt:

§ 368 RVO

- verzögerte Knochenbruchheilung;
- Pseudarthrosen;
- Endoprothesenlockerung (Lockerung innerer Knochenersatzstücke);
- idiopathische Hüftkopfnekrosen (unabhängig voneinander auftretende Gewebsuntergänge am Hüftkopf).

Aus der Tatsache, daß bis 1994 die Kosten für eine Behandlungsserie in der Praxis und für Heimmietgeräte von den gesetzlichen Krankenkassen übernommen wurden, schloß ich in der 2. Auflage dieses Buches, daß noch weitere Heilanzeigen in Zukunft kassenmäßig anerkannt werden würden.

Leider ist die zum Teil dramatische Streichung aufgrund der 2. Stufe der Gesundheitsreform auch an den medizintechnischen Heil- und Hilfsmitteln nicht vorübergegangen.

2. Stufe der Gesundheitsreform

Kleingerät selbst kaufen

Es bleibt somit nur noch die Anschaffung auf privater Basis oder die Zahlung der Privathonorare in der Praxis des Betreibers.

Magnetfeldtherapie gegen den Schmerz

Ich habe in den letzten 15 Jahren im In- und Ausland zahlreiche Vorträge über die biophysikalischen Wirkungen von elektromagnetischer Energie und ihrer Verwendung in der Medizin gehört. Schmerzen waren dabei aufgrund ihrer Subjektivität immer eine »Nebensache«. Die Referenten konzentrierten sich nur auf objektive Aspekte der Entzündung sowie auf Knochen- und Wundheilung.

Jedoch berichteten Forscher, die klinische Studien mit pulsierender, hochfrequenter elektromagnetischer Energie durchführten, über eine beachtliche Schmerzlinderung, ja sogar Schmerzbefreiung, als vorteilhaftem Zusatzeffekt.

Schmerzlinderung Als Zusatzeffekt

Ich kann hier diese Berichte nur streifen und umfassende medizinische Untersuchungen über Schmerzen nur andeuten.

Obwohl Schmerzen analysiert, psychoanalysiert und umfassend behandelt wurden – unter Verwendung von Chemotherapie, Physiotherapie, Biofeedback, Akupunktur, Elektrotherapie, Hypnose, Chirurgie und Psychologie –, gibt es nach herrschender schulmedizinischer Lehrmeinung noch kein vollständiges wissenschaftliches Verständnis vom Schmerz. Dagegen können wir in der altchinesischen Naturheilkunde lesen, daß »Schmerz der Schrei des Gewebes nach fließender Energie« ist.

Schmerz ist der Schrei des Gewebes nach fließender Energie

Auf Kongressen wird gesagt, daß sich die jährlichen Behandlungskosten aller chronischen Schmerzsyndrome in den USA auf 40 Millionen Dollar belaufen und in Europa auf etwa den gleichen Betrag. Professor Dr. John-J. Bonica, Gründer des 1. ganzheitsmedizinischen Schmerzzentrums der USA an der Universität von Was-

Etwa 86 Millionen Amerikaner leiden unter Schmerzen

hington, vermutet, daß 86 Millionen Amerikaner irgendeine Art von chronischen Schmerzen haben.

Die Energie wurde jahrhundertelang ignoriert

Jahrhundertelang ignorierten die Ärzte mehr oder weniger einen der wichtigsten Aspekte des menschlichen Körpers – seine Energie. Obwohl fortschrittliche Mediziner und Heilpraktiker die Elektrizität des Körpers für diagnostische Zwecke akzeptierten – EEG (Elektroenzephalogramm), EKG (Elektrokardiogramm) usw. –, fragten sie sich nie, wo sie entsteht, wie sie erhalten wird und welches ihr Zweck ist.

Aufladen der Zellenergie durch Magnetfeld

Wenn wir schon akzeptieren, daß unsere Autobatterie wieder aufgeladen werden muß, sobald dies erforderlich ist, dann sollten wir auch in Betracht ziehen, daß jede lebende Zelle eine Miniaturbatterie ist, die, wenn sie entladen ist, durch äußere Methoden unterstützt wieder aufgeladen werden kann.

Reaktionen auf Zellzerstörung

Die 1. Reaktion auf eine Zellzerstörung ist ein elektrisches Signal, die 2. eine elektrochemische Auflösung und die 3. ein chemischer Prozeß.

Elektrische Reaktion

Die elektrische Reaktion kann am besten dadurch illustriert werden, daß die Hände eines Patienten hinter seinen Rücken gelegt werden und eine Nadel in einen Finger gestochen wird. Der Patient wird genau angeben können, wo die Nadel eingedrungen ist. Der Einstich wird von Nervenenden erkannt und über das Rückenmark dem Gehirn elektrisch signalisiert. Das Ganze geschieht augenblicklich. Das Gehirn sendet durch elektrische Übertragung eine Antwort an den Blutfluß, an die Antikörper, an die Enzyme usw. Das Signal wird entweder als elektromagnetische oder als elektrische Antwort durch das Nervensystem übertragen.

Jeder Körperteil operiert auf einer anderen Frequenz

Jeder Teil des Körpers operiert auf einer anderen harmonischen Frequenz und ist auf diese Weise fähig, sich dem Kontrollzentrum – dem Gehirn – mitzuteilen, das abwechselnd die verschiedenen Teile des Körpers elektrisch informiert, wie sie auf eine Zellzerstörung zu reagieren haben.

Die elektrochemische Reaktion ist ein lokaler Abwehrmechanismus

Die 2., elektrochemische Reaktion ist ein lokaler Abwehrmechanismus, um die Stabilität in diesem Bereich zu erhalten, die Ausbreitung von Infektionen zu blockieren, zum Stillstand von übermäßiger Blutung oder Blutsturz beizutragen sowie den Beginn des Heilungsprozesses einzuleiten, während der Rest des Körpers für die globale Abwehr und die Wiederherstellung der Lebensfähigkeit des Gewebes in der Zone des Befalls mobilisiert wird.

Die chemische Reaktion ist die entscheidende Heilungsphase

Die 3. Reaktion, die chemische Antwort, ist die entscheidende Heilungsphase mit der Rückkehr von elektrischen, metabolischen (mit dem Stoffwechsel zusammenhängenden) und enzymatischen (fermentbezogenen) Gleichgewichten, der Bildung von neuem Gewebe sowie der Ausscheidung von Zelltrümmern im Bereich des Befalls über die Durchblutung.

Es gibt 2 Hauptkategorien von Schmerzen: akute und chronische.

Akute Schmerzen

Akute Schmerzen werden in 5 Kategorien unterteilt: leichte, unangenehme, drückende, entsetzliche und qualvolle.

Alle haben einen Grundfaktor gemeinsam: Das befallene Gewebe startet eine Kettenreaktion, die dem Gehirn anzeigt, daß es eine Antwort verlangt.

Das Gehirn ist ein »einspuriges« System. Es beantwortet *ein* Signal auf einmal.

Ein Beispiel: Einem Patienten, der einen eingewachsenen Zehennagel am rechten Fuß hat, der qualvolle Schmerzen erleidet und nach einer Krücke verlangt, um den Druck zu lindern, wird ein Gewicht an den linken Fuß gehängt. Der Schmerz, der dem linken Fuß auferlegt wird, überlagert den bestehenden Schmerz am rechten Fuß. Der Patient kann schnell ohne Schwierigkeiten auf dem rechten Fuß stehen. Wenn wir den Schmerz, der vom linken Fuß ausströmt, blockieren, dann stellt sich die hauptsächliche Schmerzreaktion wieder am rechten Fuß ein.

Das Gehirn schafft ein Prioritäten-System

Dies führt uns zu dem Prinzip, daß das Gehirn ein akutes Trauma (Verletzung) auf einmal beantwortet, ein Prioritätensystem schafft und ein anderes Trauma zweitrangig werden läßt. Das Gehirn setzt das untergeordnete Signal auf »Halt«, während es das erstrangige Signal bearbeitet. Wenn jedoch das untergeordnete Signal zu lange auf »Halt« steht, entwickelt sich ein chronisches Leiden, dessen Überwindung für den Körper extrem schwierig wird.

Paticntcn, dic Knochcnmarkcntzündung mit schlcchter Bruchheilung der Knochen oder Druckgeschwüre vom Liegen entwickeln, illustrieren diesen Vorgang drastisch. Der Körper behandelt jede dieser Entzündungen in den Anfangsphasen als vorrangig; später werden sie aufgrund der Unfähigkeit des Körpers, diese widerstandsfähigen Entzündungen zu überwinden, oder wenn sich ein anderes Trauma entwickelt, das vorrangig wird, auf »Halt« gesetzt und in eine zweitrangige Position gedrängt. Dies wird dadurch angezeigt, daß die Anzahl der Leukozyten (weißen Blutkörperchen) selbst dann normal bleibt, wenn die Entzündung im lokalen Bereich fortschreitet.

Anstieg der Leukozyten als Behandlungserfolg

Die Verwendung von pulsierender, hochfrequenter elektromagnetischer Energie als Therapie über dem Behandlungsbereich schafft genügend Stimulierung, um die Aufmerksamkeit des Gehirns aufrechtzuerhalten, und veranlaßt diesen Bereich wieder, vorrangig zu werden. Dies wird durch das Anwachsen der Leukozytenzahl nach einer Serie von Behandlungen angezeigt.

Die Magnetfeldtherapie beschleunigt die Körperabwehr

Die Magnetfeldtherapie beschleunigt die Körperabwehr, um die Entzündung zu überwinden. In einzelnen Fällen, in denen der Körper die Entzündung »abkapselt«, ist dort – wenn überhaupt – ein schwacher Schmerz fühlbar, bis die Magnetfeldtherapie die Gewebeantworten stimuliert.

Patienten mit Arthritis und Bursitis

Dies trifft ebenso bei Patienten mit Arthritis (Gelenkentzündung) und Bursitis (Schleimbeutelentzündung) zu, bei denen die Durchblutung eingeschränkt ist. Diese Patienten haben nur Schmerzen, wenn der eingeengte Bereich gedehnt oder gespannt wird. Wenn die pulsierende, hochfrequente elektromagnetische Energie eingesetzt wird, bekommen sie solche Schmerzen wegen des Wiedereinsetzens der Durchblutung im Behandlungsgebiet.

Man sollte die Patienten darüber aufklären, dann ertragen sie den begrenzten Schmerz geduldig, der sich drastisch verringert, wenn die Behandlung fortgeführt wird. Meist ist diese Reizbeantwortung aber durch die »Erstverschlimmerung« aus der Homöopathie schon bekannt.

Erstverschlimmerung

Ich verordne daher die auf Seite 94 ff. genannten Komplexmittel zur Einnahme, da so die Reizwirkungen und Heilungsverläufe wesentlich beschleunigt werden.

Heilungsphasen

Regelablauf von Heilphasen

Im Anfangsstadium der Heilung von geschädigtem Gewebe der verschiedenen Art wird das Signal gesandt, die Mitteilung empfangen und die Antwort aktiviert. Der Entzündungsprozeß, der bei jeder Gewebeheilung beteiligt ist, wird jedoch nicht sofort sichtbar. Deshalb darf der Schmerz über die Anfangsantwort hinaus nicht bis zur Entwicklung von Ödemen und Hämatomen bestehen bleiben. Der Druck beginnt im Gewebeinnern, wodurch die Nervenenden gereizt oder verletzt werden; das gleiche geschieht bei Druck von außen.

Ödeme und Hämatome

Es wurde festgestellt, daß die Entwicklung von Ödemen und Hämatomen unterbleibt – und damit Schmerzentstehung verhindert wird –, wenn die pulsierende, hochfrequente elektromagnetische Energie sofort nach der erlittenen Verletzung zugeführt wird.

1. Heilungsphase

In der 1. Heilungsphase verstärkt sich die Entwicklung des Ödems normalerweise während der ersten 3 Tage, nachdem das Trauma entstanden ist. Da die elektrische Ladung zum beschädigten Gewebe wiederhergestellt wird, geht das Odem im allgemeinen nach 10–15 Tagen zurück. Wenn sich das Ödem nicht zurückbildet und die elektrische Ladung des Gewebes nicht wiederhergestellt wird, folgen chronische Ödeme und Schmerzen.

Die Magnetfeldtherapie hat demonstriert, daß sie elektrische Stabilität in den ersten 3 Tagen wiederherstellt und dadurch die Ödeme beseitigt. Das verhindert die Gefahr chronischer Schmerzen, die durch chronische Ödeme verursacht werden.

Ablauf der 2. Heilungsphase

In der 2. Heilungsphase werden die Hämatome entfernt. Die Mastzelle (spezifische Zelle der körpereigenen Abwehr) kontrolliert innere Blutungen. Um diese aufzuhalten, ist es erforderlich, die Leukozytenreaktion zunächst zu unterbinden, damit sich ein Hämatom entwickeln und Druck auf das beschädigte Gewebe ausüben kann. Dazu produziert die Mastzelle Histamin (starke Hemmwirkung verursachende Flüssigkeit). Wenn es eine ausreichende Blutplättchenproduktion und Prothrombinreaktion (Prothrombin = Vorstufe der Blutplättchen) gibt, um die geplatzten Adern zu blockieren und zusätzliche Blutungen zu verhindern, produziert die Mastzelle Heparin (mit besonderen blutgerinnungshemmenden Eigenschaften ausgestatteter Stoff), um die Leukozytenreaktion wieder zu beschleunigen.

Histamin

Heparin

Erfolge der Magnetfeldtherapie

Die Magnetfeldtherapie hat demonstriert, daß sie sowohl die Blutplättchenproduktion und die Prothrombinreaktion als auch durch Umgehung des Histaminstadiums die Absorption (Aufnahme) des Hämatoms beschleunigt. Dieser Prozeß vernichtet überschüssiges Kollagen (leimartiges Bindegewebseiweiß) und verhindert somit, daß sich im Bereich des Befalls Gewebenarben ansammeln. Durch die rapide Absorption der Hämatome ist es möglich, die Entwicklung chronischer Schmerzen – aufgrund übermäßiger Gewebenarben – zu verhindern.

3. Heilungsphase

In der 3. Heilungsphase ist es extrem wichtig, die Kapillar- und Mikrozirkulation wieder in Gang zu bringen, so daß die nötige Sauerstoffaufnahme des Gewebes –

und damit die chemische Komponente im Körper- wiederhergestellt wird.

Die Magnetfeldtherapie verstärkt die Durchblutung

Die Magnetfeldtherapie hat demonstriert, daß sie die Durchblutung systematisch verstärkt, ohne die Hauptarterien zu erweitern oder das Herzminutenvolumen zu erhöhen. Dadurch steigt die Sauerstoffaufnahme des Gewebes und beschleunigt sich die Beseitigung von Sauerstoffdefizit in diesem Bereich. Wenn die Durchblutung nicht wiederhergestellt wird, entwickelt sich ein chronisches Leiden – mit chronischen Schmerzen.

Ein weiteres Ansatzgebiet für die Entwicklung chronischer Schmerzen stellt das Nervengewebe dar. Wenn das Nervenwachstum – normalerweise 1 mm pro 24 Stunden – durch Ödeme, Hämatome oder Gewebenarben gestört oder gar blockiert ist, entwickeln sich chronische Schmerzen. Das Wachstum des Nervs wird wie bei einer Rückenmarkverletzung gehemmt.

Nervengewebsreaktionen werden beschleunigt

Die Magnetfeldtherapie hat demonstriert, daß sie die Nervengewebsreaktion über 1 mm pro 24 Stunden hinaus beschleunigt und dadurch übermäßige Gewebenarben verhindert.

Beschleunigung des Heilungsprozesses

Chronische Schmerzen

Wenn eine Wunde Schmerzen verursacht, setzt sich der Schmerz im akuten Stadium fort, bis der Entzündungsprozeß abgeschlossen ist. Der Grad und die Dauer der Schmerzen variieren mit dem Grad der Verletzung und dem Allgemeinzustand des Patienten. Wenn der Entzündungsprozeß in irgendeinem Stadium der Heilung verzögert wird, können chronische Schmerzen entstehen.

Schmerzursachen beheben

Der Schlüssel zur Behandlung akuter Schmerzen liegt in der Behebung ihrer Ursachen. Durch Beschleunigung des Entzündungs- und Heilungsprozesses können akute Schmerzen dauerhaft beseitigt werden. Daraus folgt, daß wir die Entwicklung chronischer Schmerzen durch die Ausschaltung akuter Schmerzen verhindern können.

Schulmedizinische Therapie

Die Mehrzahl der Ärzte benutzt heute entzündungshemmende Drogen und setzt immer häufiger elektrische Stimulationsgeräte ein, um die Transmission (Übertragung) von Schmerzen zum Gehirn zu verhindern. Von diesen Methoden wissen wir, daß sie über lange Zeiträume unwirksam sind. Der einzige Effekt ist die Eliminierung von sofortigen Schmerzübertragungen.

In einer Übersicht über chronisches Schmerzmanagement zitiert Dr. Mary Moore, stellvertretende Leiterin des Schmerzkontrollzentrums an der Universität von Temple/Texas, die potentiellen ungünstigen Nebeneffekte einer Klasse entzündungshemmender Drogen. Dr. Moore sagt, daß das Risiko der Knochenmarkvergiftung die Langzeitverwendung von Drogen ausschließen sollte. Sie zitiert auch wachstumshemmende Störungen und ZNS-Wirkungen (ZNS = Zentralnervensystem) wie Kopfschmerzen.

Risiken der Schmerzmittel

Zusätzliche Maßnahmen zur Schmerzbekämpfung

Durch zusätzliche Methoden zur Schmerzbeseitigung zielen Ärzte und Heilpraktiker darauf ab, die Transmission der Schmerzen zu blockieren, beispielsweise durch Vereisen, transkutane Nervenstimulation (TENS = über die Haut geleitete Nervenreizung), Ultraschall, Akupunktur usw.

Schädigung des Gewebes durch Unterdrückung von Schmerzsignalen

Es ist extrem wichtig, wie lange der Bereich des Befalls eine elektrochemische Antwort verlangt und die Übertragung der Schmerzen möglich ist. Wenn das Schmerzsignal durch die Blockierung der Transmission verhindert wird, kann die Möglichkeit des Körpers, im Bereich der Verwundung zu reagieren, minimal sein, wenn nicht total vermieden werden. Dies könnte zu einer zusätzlichen Schädigung des Gewebes führen. Es könnte aber auch das Gehirn veranlassen, den Bereich auf »Halt« zu setzen, wodurch möglicherweise ein chronisches Leiden verursacht wird mit chronischen Schmerzen.

Warnung vor Narkotika

Wenn sich chronische Schmerzen zu drückenden, entsetzlichen oder qualvollen Schmerzen entwickeln, werden normalerweise Narkotika verschrieben. Edith Kepes, Leiterin des Schmerzbehandlungszentrums am

Montefiore Hospital and Medical Center, New York, sagt: »Wenn der Patient für einige Zeit Narkotika nimmt, wird sich Drogenabhängigkeit mit seinen Schmerzen vermischen ... Wir finden, daß wir Schmerzen viel besser behandeln können, wenn wir keine Narkotika verwenden.« Dies ist sehr wichtig, da die Benutzung eines Narkotikums im Körper Nebenwirkungen verursacht, die gefährlicher sind als die ursprüngliche Krankheit.

Nebenwirkungen der Narkotika

Die Magnetfeldtherapie schaltet Schmerzen durch die rapide Wiederherstellung von elektrischer Stabilität im Gewebe aus.

Dies ist ein Prozeß, und man weiß, daß der Körper ein normales Heilungsschema hat, dem gefolgt werden muß. Wie schon gesagt können akute Schmerzen durch Beschleunigung des Entzündungs- und Heilungsprozesses mittels dieser Therapie dauerhaft beseitigt werden.

Krankheiten, die auf mechanischen Einwirkungen beruhen, wie beispielsweise komplizierte Frakturen, Nierenversagen oder Bandscheibenvorfälle, müssen zunächst chirurgisch behandelt werden. Nach der Operation sollte die Magnetfeldtherapie angewandt werden, damit die Wundheilung beschleunigt wird. Dies wird den akuten Schmerz des chirurgischen Eingriffs beseitigen und damit die Entwicklung chronischer Schmerzen verhindern.

Magnetfeldtherapie nach Operationen

Was die Linderung von Krebsschmerzen anlangt, so zeigen 2 unabhängig voneinander angefertigte Studien, daß die Magnetfeldtherapie auch bei solchen Schmerzen greift und dadurch den Bedarf an harten Drogen und Analgetika (schmerzstillende Mittel) reduziert. Sie zeigen auch, daß keine Nebenwirkungen auftreten, die Magnetfeldtherapie also auch hier vollkommen sicher ist.

Linderung von Krebsschmerzen

Die Magnetfeldtherapie ist nach einer Verwundung angezeigt, unabhängig davon, ob diese durch eine Verletzung oder durch einen chirurgischen Eingriff entstanden ist. Sie beschleunigt den normalen Heilungsprozeß und verhindert chronische Ödeme sowie die übermäßige

Magnetfeldtherapie nach Verwundung

Bildung von Narbengewebe durch schnelle Absorption und Resorption von Hämatomen. Sie kann dadurch akute Schmerzen dauerhaft beseitigen und damit die Entwicklung chronischer Schmerzen verhindern.

Die Magnetfeldtherapie sollte hier im Idealfall an den ersten 3 Tagen alle 2–3 Stunden angewandt werden.

Fallbeispiele

Patientin mit Rückenschmerzen

Die 34jährige N. N. litt seit Jahren an Rückenbeschwerden. Zwei ihrer Lendenwirbel sind durch Entkalkung verändert, die Bandscheibe dazwischen ist deformiert. Die lädierten Wirbel drücken auf die Nerven und verursachen starke Schmerzen. Die Patientin war schon bei vielen Vorbehandlern, jedoch ohne Erfolg. Eine Operation lehnte sie ab. 2 Wochen lang mußte sie täglich für 1 Stunde zur Behandlung kommen. Sie lag dann in einer Magnetfeldgroßanlage. Nach der Magnetfeldtherapie empfindet sie subjektives Wohlbefinden.

Ältere Dame mit Hüftbeschwerden

Eine ältere Dame, die vor 5 Jahren ein keramisches Hüftteil eingesetzt bekam, wurde vor etwa einem halben Jahr von starken Hüftbeschwerden gepeinigt. Verschiedene Maßnahmen anderer Behandler zeigten keinen Erfolg. Ich setzte Magnetfeldtherapie ein. Nach der 1. Behandlung war ein deutlicher Schmerzanstieg bei der Patientin festzustellen – vermutlich die aktivierende reaktive Phase, die »Erstverschlimmerung«. Nach der 5. Behandlung kam auch für mich das Überraschende: Die Schmerzen der Patientin waren verschwunden und sind bis zum heutigen Tag nicht wieder aufgetreten.

Patient mit Arthrose

Ein 57 Jahre alter Patient hatte starke Schmerzen arthrotischen Ursprungs, die das Gehen behinderten. Da alle klassischen Behandlungsmethoden erfolglos blieben, wurde der Einsatz des Magnetfelds beschlossen. Täglich wurde 1- bis 2mal bestrahlt. Bereits nach der 1. Woche waren die Beschwerden nahezu verschwunden, und nach

8 Wochen war »alles in Ordnung«, wie der Patient sich ausdrückte.

Eine Weiterbehandlung wurde nicht mehr konsequent durchgeführt und schließlich ganz vergessen, bis sich die Beschwerden nach etwa ½ Jahr wieder einstellten. Nach 1 Woche nach Wiederaufnahme des Behandlungsschemas waren die Beschwerden nicht mehr spürbar, es wurde aber alle 1–6 Tage weiterbehandelt. Der Patient ist seit über 1 Jahr beschwerdefrei.

Patientin mit Osteoporose

Eine 72jährige Patientin mit jahrzehntelanger Osteoporose, deshalb gehbehindert und in ihren Bewegungen stark beeinträchtigt, erlitt im November 1984 einen Ellenbogenbruch. Klassische Behandlung durch Fixieren; die Röntgenkontrolle zeigte im Januar 1985 keine Kallusbildung, eine Heilung stand auch nicht andeutungsweise in Aussicht.

Anfang Februar wurde mit der Magnetfeldtherapie begonnen, anfangs 2- bis 3mal täglich 20 Minuten. Der Applikator wurde direkt auf die Fraktur aufgesetzt. Im Juni 1985 wurde die Behandlung abgeschlossen, die Patientin konnte im Rahmen ihrer Gesamtzustandseinschränkung als vital bezeichnet werden.

Patientin mit schmerzhafter Periode

Patientin, 24 Jahre, mit Narbenverwachsung nach Blinddarmoperation, schmerzhafter Periode und krampfartigen Schmerzen im Unterbauch. Therapie: Procaininjektionen in Verbindung mit 2 Magnetfeldapplikatoren. Nach 10 Wochen mit täglich einmaliger Behandlung war die Patientin beschwerdefrei, die erwünschte Schwangerschaft trat ein.

Magnetfeldtherapie zur Vorbeugung

Pseudarthrose

Trotz heute sehr verfeinerter Behandlungstechnik und veränderter Indikation und unbeschadet aller wissenschaftlichen Theorien findet man beispielsweise immer noch die verzögerte Kallusbildung – oder Knochenheilung – mit ihrem Extrem, der Pseudarthrose. Auf der Suche nach Möglichkeiten, dieser Komplikation nicht nur heilend beizukommen, sondern bereits vorzubeugen, gelangte man zur Anwendung elektrischer Energien am Knochen, die von großer Bedeutung wurde.

Nachweis der Knochenbildung durch Tierversuche

Bassett, Pawluk und Becker konnten 1964 bei Tierversuchen Knochenwachstum um die Kathode einer Gleichstromquelle beobachten. Rühling berichtete 1968 über erfolgreiche Tierversuche zur Wachstumsanregung im Bereich langer Röhrenknochen mit Gleichstrom aus einer Stromquelle.

Fridenberg und Brighton, Weigert sowie Nöh veröffentlichten Ergebnisse über erfolgreiche Knochenneubildung unter Gleichstromeinfluß. Demgegenüber mußte Rautenberg 1973 feststellen, daß sich an der Kathode zwar vermehrte Vaskularisation und spongiöser (schwammiger) Kallus fand, an der Anode aber Nekrosen auftraten. Bauer, Kienzl und Wolter fanden 1974 aufgrund umfangreicher Tierversuche, daß durch Verabreichung von Gleichstrom nicht nur keine Knochen neu gebildet, sondern sogar Osteolysen (Auflösungen von Knochengewebe) und Nekrosen auch der Weichteile verursacht werden.

Eine entscheidende Erkenntnis brachte die von Fukada und Jasuda 1957 veröffentlichte Entdeckung, daß sich das innere elektrische Potential von Knochen – wie aus der Kristallographie von anisotropen Körpern (Körper mit ungleichen physikalischen Eigenschaften) schon bekannt war – bei elastischer Deformierung verändert und das Oberflächenpotential in Erscheinung tritt. Dieses Phänomen wird als *Piezoelektrizität* bezeichnet. Ihr wurde zuerst von den schon genannten amerikanischen Autoren Bassett und Mitarbeitern eine formerhaltende Funktion für den Knochen zugeschrieben.

Piezoelektrizität

In Fortführung dieser Gedanken wurde der belastungs- und deformationsabhängigen elektrischen Energie erstmals von W. Kraus auch eine regenerative Wirkung beigemessen. Er verabreichte elektrische Energie in Form von Wechselpotentialen und konnte damit im Tierversuch Knochenneubildung erzeugen. Von der Arbeitsgruppe um W. Kraus wurde ein Funktionsgenerator entwickelt, der ein physiologisches Wechselpotential erzeugt. Da während der Ruhigstellung oder der Nichtbelastung einer Knochenwunde lediglich die Pulsdruckwelle als hauptsächlichste dynamische Größe angesehen werden muß und da außerdem die Regeneration des Knochens aus der Zone um das Gefäß zu kommen scheint, wurde das Wechselpotential in seiner Frequenz an die Pulsdruckwelle angebunden.

Funktionsgenerator erzeugt Wechselpotential

Die Größenordnung des Potentials liegt zwischen 100 und 500 Millivolt, einer Größe, die bei früheren experimentellen Untersuchungen zwischen ungleichen metallischen, nicht leitend verbundenen Implantaten (dem Körper eingepflanzten Gewebestücken) im Tierknochen gemessen worden war.

Nachdem umfangreiche Tierversuche Ergebnisse zeigten, die eine Anwendung der Methode am Menschen rechtfertigten, erbrachten die ersten Erfahrungen von F. Lechner an einem Krankengut von 80 Patienten sehr befriedigende Ergebnisse, zumal auch bis dahin hinsichtlich der Verträglichkeit der Therapie (Blutbild, Elektrolyte, Elektrophorese, EKG, Labortest und subjektives Empfinden) keine nachteiligen Befunde bekannt geworden waren.

Befriedigende Ergebnisse am Menschen

Als in weiteren Tierversuchen der Gruppe um W. Kraus und durch günstige Beobachtungen in der Gefäßchirurgie, plastischen Chirurgie und Orthopädie stark durchblutungsfördernde und entzündungshemmende Eigenschaften dieser Wechselpotentiale festgestellt werden konnten, wurde die Behandlung mit elektromagnetischen Feldspulen auch auf konservatives (erhaltendes) Krankengut ausgedehnt.

Gute Heilerfolge

Die bisher veröffentlichten Beobachtungen und Erfahrungen sowohl bei der klinischen als auch bei der ambulanten Anwendung elektromagnetischer Feldspulenbehandlungen (Magnetfeldtherapie) lassen überwiegend nur gute bis sehr gute Heilerfolge erkennen. Über eine geringfügige Versagerquote werden sicherlich weitere Erfahrungen und Entwicklungen noch Aufklärung geben.

Weniger Implantate

Inwieweit sich für Heilanzeigen der konservativen Orthopädie neue Behandlungswege eröffnen, wird die weitere Anwendung und Beobachtung dieser Therapie in Klinik und Praxen zeigen. Aufgrund der bisherigen Erfahrungen wird man außerdem davon ausgehen können, daß bei Anwendung der Magnetfeldtherapie eher weniger als mehr metallische Implantate zur Festigung eingesetzt zu werden brauchen. Dies ist ein entscheidender Vorteil bei der immer weiter bestehenden Problematik des »Zusammenlebens« von Knochen und Metall.

Einschränkung von Gips

Mit einer durch quantitativ und qualitativ beschleunigte Knochenneubildung verkürzten Stabilisierungszeit einer Knochenwunde wird sich auch die Dauer der Festigungsperiode durch Gips einschränken lassen, so daß die immer wieder als Argumentation für viel Metall ins Feld geführte »Frakturkrankheit« viel von ihrer jetzigen Bedeutung verlieren wird. Zumal die Therapie mit Magnetfeldgeräten auch einen aktivierenden und regressive Vorgänge hemmenden Effekt auf die Weichteile hat.

Vitalisierungskur

Gerade in ganzheitlich geführten Naturheilpraxen sollte daher die Magnetfeldtherapie frühzeitig präventiv (vorbeugend) zur Anwendung kommen. Jegliche Beanspruchung der Gelenke und Knochen über die individuelle normale Belastung hinaus sollte im Zuge einer *Vitalisierungskur* mit mindestens 3mal jährlich je 10–15 Magnetfeldanwendungen prophylaktisch behandelt werden.

Aber nicht nur aus dieser orthopädischen Sichtweise heraus sollte die Magnetfeldtherapie frühzeitig zum Ansatz kommen.

Es steht außer Frage, daß organische Substanzen – und damit auch Zellen und Gewebe – durch Magnetfelder zu beeinflussen sind. Zellkulturen unter niederfrequenten pulsierenden Elektromagnetfeldern niedriger Intensität zeigen auch eine eindeutige Zunahme der Stoffwechselaktivität.

Magnetfeldtherapie zur Förderung des Zellstoffwechsels

Professor Ludwig E. Feinendegen und Heinz Mühlensiepen, Jülich, sind einer besonderen Wirkung des Magnetfelds auf den Zellstoffwechsel auf die Spur gekommen. Ausgangspunkt ihrer Überlegungen war die Tatsache, daß starke magnetische Gleichfelder die Lageausrichtung solcher organischer Moleküle verändern können, die über ihre Längsachse anisotrope magnetische Eigenschaften aufweisen. Da aber die natürliche Wärmebewegung dieser diamagnetischen Biomoleküle der Ausrichtung durch das Feld entgegenwirkt, kann dieser Effekt bei einzelnen Molekülen nur in sehr starken Magnetfeldern dauerhaft sein oder dann, wenn sehr viele diamagnetische Moleküle zu weit weniger wärmebeweglichen Strukturen verbunden sind.

Enzymanregungen über Lipidmembrane

Das ist bei jenen »Häutchen« aus Doppelschichten gekoppelter Fettsäuren der Fall, die *Lipidmembranen* genannt werden und wesentlicher Bestandteil aller tierischen und pflanzlichen Zellen sind. An solchen Lipidmembranen sind viele der biochemischen Werkzeuge vom Typ der Enzyme gebunden, von denen es in jeder Zelle Tausende von Sorten für die unterschiedlichsten Aufgaben gibt. Eines dieser membrangebundenen Enzyme ist die *Thymedinkenase*. Sie bindet in einer ersten und geschwindigkeitsbestimmenden Stufe Phosphat an Thymedin, das dann nach weiteren Arbeitsgängen ein Bauelement der Desoxyribonukleinsäure (DNS) wird, die in jeder Zelle die Datenbank aller Lebensinformation verkörpert. Dieses Enzym hat somit über die Bereitstellung von Bausteinen Einfluß auf das Zellwachstum.

Thymendinkenase

Dieses Enzym wurde nun von den beiden Jülicher Wissenschaftlern als eine Art Forschungssonde eingesetzt, wofür sie speziell Thymedinkenase aus den blutbildenden Zellen des Knochenmarks der Maus auswählten und zunächst einmal Wege entwickelten, um deren Aktivität mit Hilfe radioaktiver Markierungssubstanzen unter optimalen Bedingungen zu messen. Diese Aktivität wird wiederum durch das verstärkte Auftreten von biochemischen, aggressiven Molekülbrüchen vom Typ der Sauerstoffradikale gehemmt. Weil diese Gifte aber auch beim normalen Sauerstoffumsatz der Zelle freigesetzt werden, gibt es dort auch Mechanismen, die sie unschädlich machen. Dazu zählen eine Reihe von Enzymen und das Vitamin E, das sich hauptsächlich in den Membranen befindet, die die Radikale abfangen.

Sauerstoffradikale

Vitamin E

Um genaueren Einblick in diese Vorgänge zu erhalten, setzten Feinendegen und Mühlensiepen in den Zellen ihrer Versuchstiere mit geringdosierten Magnetfeldern zunächst einmal vermehrt Sauerstoffradikale frei. In einer Reihe von Experimenten folgerten sie, daß die Enzymaktivität durch diese Radikale beeinflußt werden kann und die Membranen an diesem Prozeß beteiligt sind. Beide Strukturen schienen ihnen aber auch anfällig gegenüber starken magnetischen Gleichfeldern, was sie dann in weiteren Versuchsreihen abklärten. Dazu setzten sie narkotisierte Mäuse, aber auch isoliertes Mäuseknochenmark und Proben des Enzyms selbst unter den verschiedensten Bedingungen starken Magnetfeldern aus, die sie in der Stärke zwischen 0,05 und 1,4 Tesla (Einheit der magnetischen Induktion) verändern konnten.

Versuchsreihe bei Mäusen

Im Endeffekt zeigte sich, daß die Thymedinkenase nur im lebenden Organismus auf starke statische und gleichförmige Magnetfelder sehr empfindlich reagiert und diese Reaktion zudem temperaturabhängig ist.

Ergebnis

Wenn nämlich bei den Mäusen die Körpertemperatur durch die Betäubung bis auf 27 °C abgesunken war, erwies sich die Enzymaktivität als stark erhöht. Sie erreichte bis zu 130 % der Werte einer entsprechenden Kontrollgruppe, sank bei etwa 34 °C auf 100 % und dann bei der normalen Körpertemperatur von 37 °C sogar auf 80 % ab.

Entsprechend erwies sich die Wirkung des Magnetfeldes, das meist 30 Minuten eingeschaltet war, bei einer Körpertemperatur von 30 °C als der Wirkung geringdosierter Magnetfelder oder eines Vitamin-E-Mangels prinzipiell ähnlich.

Magnetfeld wirkt auf die Struktur der zellulären Membranen ein

Feinendegen und Mühlensiepen schließen aus dieser Temperaturabhängigkeit, daß das Magnetfeld vor allem auf die Struktur der zellulären Membranen einwirkt und deren Funktion dahingehend beeinflußt, die enzymhemmenden Sauerstoffradikale unschädlich zu machen. Dieser »unspezifische« Kontrollmechanismus ist es also vor allem, der durch die Magnetfeldwirkungen verändert wird. Das ist ein wichtiger Befund, der viele weitere Forschungsfragen aufwirft.

Stoffwechselentgleisungen sind durch Magnetfeldtherapie behebbar

Infolge der heute oftmals festzustellenden, von der »Zivilisationskost« herrührenden Stoffwechselentgleisungen wird eine Stoffwechselausgangssituation geschaffen, die durch eine Magnetfeldtherapie deutliche Aktivitätssteigerungen erwarten läßt.

Auf pathologisch (krankhaft) verändertes Gewebe übertragen bedeutet dies die Möglichkeit, durch pulsierende elektromagnetische Felder solches Gewebe stoffwechselaktivierend beeinflussen zu können, sofern es noch vital ist und sich nicht bereits im Grenzbereich seiner maximalen Stoffwechselaktivität befindet.

Verbesserung der peripheren Durchblutung

Über die Einflußnahme auf den Stoffwechsel hinaus verbessert die Magnetfeldtherapie – rechtzeitig angewandt – auch die periphere Durchblutung, so daß gerade auch auf diesem Gebiet eine günstige Einflußnahme auf pathologisch verändertes Gewebe möglich ist.

Die bereits früher beschriebenen biologischen Reaktionen fordern geradezu dazu auf, die Magnetfeldtherapie zur Förderung des Zellstoffwechsels in großem Umfang anzuwenden. Trotzdem sollte sie aber nicht als die einzige Therapie in Bereichen angewandt werden, in denen die konventionelle Medizin ausreichend gute Alternativen bietet; denn damit wäre weder dem Patienten noch dem klinisch-wissenschaftlichen Entwicklungstrend der Magnetfeldtherapie gedient.

Magnetfeldtherapie in der Orthopädie und Angiologie

Erfahrungen in der eigenen Praxis

Die in meiner Praxis erzielten Ergebnisse beruhen auf subjektiven Angaben der Patienten, Auswertung von Röntgenbildern, auf höherer Belastbarkeit des Bewegungsapparats und besserer Funktionsfähigkeit der Blutgefäße.

Es versteht sich für eine Naturheilpraxis mit orthopädischen und angiologischen Fällen, daß empirische Ergebnisse, die in erster Linie auf den Aussagen der Patienten beruhen und nicht standardisiert werden können, den Erfolg oder Nichterfolg einer Therapie bestimmen. So wollen auch die folgenden Ausführungen nicht den Anspruch einer streng wissenschaftlichen Dokumentation erheben. Sie sind vielmehr das Resultat einer Summe von Symptomen und Parametern, die zusammengefaßt den jeweiligen individuellen Erfolg der Magnetfeldtherapie ausmachen.

Schmerzrückgang, Belastungs- und Funktionszunahme, Rückbildung von Schwellungen und pathologischen Hautverfärbungen, Weglassen von orthopädischen Hilfsmitteln, ja, Wetterfühligkeit und subjektive Aussagen über Fortschritte während der Therapie wurden nach Angaben der Patienten registriert und verwertet.

Die grobe Einteilung der Indikationsgruppe erfolgte nach den vorliegenden Ergebnissen.

Indikationen

Behandelt wurden:

- degenerative Erkrankungen des Bewegungsapparats – Arthrosen, Chondropathien (Knorpelerkrankungen), degenerative Wirbelsäulenerkrankungen;
- rheumatische Erkrankungen – Morbus Bechterew, primär chronische Polyarthritis (pcP) großer und kleiner Gelenke, Synoviitis (Entzündung der Gelenkschleimhaut);

- verzögerte Knochenheilungen und Pseudarthrosen, z. T. mit Infekt;
- frische Frakturen;
- gelockerte Totalendoprothesen;
- angiologische Erkrankungen – venöse und arterielle Durchblutungsstörungen sowie Sudeck-Syndrom (Weichteil- und Knochenveränderungen) in allen Stadien;
- Osteochondrosis dissecans (Veränderung und Verkümmerung) verschiedener Gelenke;
- Osteomyelitis (eitrige Knochenmarkentzündung);
- Zerrungen und Prellungen.

Fasse ich das Gesamtergebnis derjenigen leicht gebesserten bis vollständig ausgeheilten Fälle zusammen, die einer Magnetfeldtherapie unterzogen wurden, so liegt die Erfolgsquote bei etwa 80 %, wobei das Ergebnis je nach Indikationsgebiet schwankt.

Erfolgsquote bei 80 %

Eindeutige und röntgenologisch nachweisbare Erfolge lassen sich bei *verzögerten Knochenheilungen, frischen Frakturen und Osteochondritiden* nachweisen, die nach Beginn der Magnetfeldtherapie eine erheblich beschleunigtere Regeneration von Knorpel-Knochen-Gewebe aufzeigten, als es der üblichen Heilungsdauer entspricht.

Verzögerte Knochenheilung

Bei *degenerativen Gelenkerkrankungen* konnte in fast allen Fällen ausgeprägte Beschwerdeerleichterung erzielt werden.

Degenerative Gelenkerkrankungen

Bei etwa 60 % der *gelockerten Totalendoprothesen* des Hüftgelenks konnten subjektive Beschwerdeerleichterung sowie wiedererlangtes Sicherheitsgefühl beim Gehen ohne Stockhilfe erreicht werden. In fast allen Fällen konnte ein Resorptionssaum (Aufsaugesaum) röntgenologisch ausgemacht werden, der jedoch auch nach der Magnetfeldbehandlung noch bestand.

Gelockerte Totalendoprothesen

Erstaunlich war der in relativ kurzer Zeit einsetzende Erfolg bei der *primär chronischen Polyarthritis* mit Weichteilschwellung, Rötungen, Schmerzen und Funktionsbehinderung. Selbst jahrelang bestehende Arthrosen konnten positiv beeinflußt werden.

Chronische Polyarthritis

Zerrungen und Prellungen

Bei *Zerrungen und Prellungen* konnte eine beschleunigte Resorption und Rückbildung des Hämatoms beobachtet werden, wie sich auch bei varikösem Symptomenkomplex mit trophischen Hautveränderungen (Folgeerscheinungen aufgrund von Venenerkrankungen) bis zu rezidivierenden Ulcera cruris (wiederkehrenden Unterschenkelgeschwüren) eine deutliche Rückbildung der vielfältigen Symptomatik zeigte.

Arterielle Durchblutungsstörungen

Bei *arteriellen Durchblutungsstörungen* konnte ich mich lediglich auf die subjektive Aussage der Patienten stützen, da nach der Magnetfeldbehandlung keine Arteriographie durchgeführt wurde. In einem Fall von diabetischer Gangrän (Brand) aller Zehen konnte die bereits vorgeschlagene Amputation nach einer Serie von etwa 30 Behandlungen verhindert werden. Daraufhin erfolgte eine völlige Wiederherstellung der arteriovenösen Versorgung der betroffenen Zehen.

Bei aller kritischen und oft zurückhaltenden Einstellung zu Behandlungsbeginn kann ich hier von einem eindeutigen Gewinn durch die Magnetfeldtherapie sprechen. Sie stellt nicht etwa nur eine Alternativlösung zu anderen Therapieformen dar, sondern sie hat sich als eigenständig und für die orthopädische wie angiologische Praxis nicht mehr verzichtbar erwiesen.

Fallbeispiele

Patient mit Endoprothesenlockerung

N. N., männlich, 67 Jahre
Endoprothesenlockerung mit verschiedenen längeren Krankenhausaufenthalten. Starke Beschwerden nahmen ihm jeglichen Lebensmut und erlaubten kaum noch ein Fortbewegen. Vor erneuter Krankenhauseinweisung stimmt er einer Magnetfeldbehandlung zu. Ergebnis: Die Bewegungseinschränkung ist weitgehend aufgehoben, die Krankenhauseinweisung fürs erste nicht notwendig, neuer Lebensmut.

N. N., männlich, 70 Jahre

Patient mit Durchblutungsstörungen

Größe 177 cm, Gewicht 80,5 kg; Familienanamnese unauffällig. Bis zum 65. Lebensjahr im wesentlichen gesund. 70. Lebensjahr Herz- und Koronarinsuffizienz (Diagnosesicherung durch Klinik). Hypotoniker (Blutdruck um 120/75 mmHg), Nichtraucher, gelegentlich 1–2 Glas Wein. Ärztliche Verordnung: 3 x 1 Digotab 0,1, 3 x 1 Isopuren 20, 2 x 1 DETMS ret. Ab dem 72. Lebensjahr zunehmende periphere arterielle Durchblutungsstörungen beider Beine.

Anfang 75. Lebensjahr Gehstrecke etwa 600 m, kalte Füße und Unterschenkel, nächtliche Wadenkrämpfe. Leistenpulse beidseits annähernd seitengleich tastbar, ausreichende Füllung, über den großen Gefäßstämmen hörbar, keine wesentlichen Verengungsgeräusche. Laboruntersuchung (großes Breitbandprofil): relative Normwerte. Typische allgemeine Sklerose mit Lumeneinengung (seitliche Verbiegung der Wirbelsäule mit Hohlraumeinengung). Daraufhin Verabreichung von 20 Kochsalz-Injektionen sowie Hevert-Gingkobiloba- und Symphytum-Komplex-Injektionen bzw. Infusionen, anschließend zusätzlich zur bisherigen Dauermedikation Hanuplexe.

Oszillographische Kontrolle in einer Gemeinschaftspraxis: Besserung der Durchblutung in allen Beinabschnitten, Gehstreckenverlängerung auf 1000 m, weiterhin kalte Füße, nur noch selten Unterschenkelkrämpfe rechts. Im Vergleich zur Untersuchung vom Januar nun wieder tastbare Fußrückenpulse. Laboruntersuchung (Breitbandprofil wie oben): ohne Befund.

Um einen noch besseren Therapieerfolg zu erreichen, erhielt der Patient 8 Wochen lang Ganzkörper-Magnetfeldbehandlungen mit einer PULSAMED-Großanlage; Intensität: 60 Gauß, Frequenz: 25 Hertz, Behandlungsdauer: jeweils 25 Minuten. Keine Erstverschlimmerung. Behandlungshäufigkeit pro Woche: 1.–4. Woche jeweils 4mal, 5. und 6. Woche jeweils 3mal, 7. und 8. Woche jeweils 2mal. Zusätzliche therapeutische Maßnahmen waren nicht erforderlich.

Oszillographische Kontrolluntersuchung: deutliche Zunahme der Durchblutung in allen Beinabschnitten (steilerer Kurvenanstieg, spitzerer Pulswellengipfel usw.). Laborkontrolle: keine Auffälligkeiten. Außer der weitergeführten Dauermedikation keine Zusatztherapie. Gehstrecke jetzt 1800 m, warme Unterschenkel und Füße, keine nächtlichen Krämpfe mehr. Alle Beinpulse annähernd seitengleich tastbar. Klinische Kontrolle des Patienten: keine Veränderung in der Gehstrecke, konstanter Gefäßstatus.

Deutliche Zunahme der Mikrozirkulation

Ergebnis: Ganzkörper-Magnetfeldtherapie bringt eine deutliche Verbesserung der peripheren Durchblutung. Insgesamt stärkere Durchblutungszunahme (Mikrozirkulation) im Vergleich zur vorher durchgeführten Infusionstherapie.

Magnetfeldtherapie in der Sportmedizin

Die Magnetfeldtherapie hat sich auch im sportmedizinischen Bereich durchgesetzt. Verwandt werden modernste Geräte – von der einfachsten Rundspule über die Magnetfeldgroßanlage bis zu den Extremitätenapplikatoren.

Magnetfelder steigern den Zellstoffwechsel

Mittels pulsierender Magnetfelder werden die Ionen der Zelle im Taktrhythmus bewegt, so daß die Zellmembran durchlässiger und damit ein geregelter Zellstoffwechsel erreicht wird. Dabei werden benötigte Energiestoffe, wie Zucker, Fette, Eiweiß und Sauerstoff, schneller an die Zelle herangebracht und dort ökonomisch verarbeitet. Die dabei anfallenden Schadstoffe, Stoffwechselschlacken, Wasser und Kohlendioxid, können auf diese Weise schneller abgebaut werden.

Eine sportliche Hochleistung setzt bei jedem Sportler neben seinen technischen Fähigkeiten eine ausreichende Sauerstoffzufuhr voraus, die auch für alle Heilungsprozesse wichtig ist.

Ungefährliche Anwendung

Als eigenständiges Verfahren bietet die Magnetfeldtherapie Anwendungsmöglichkeiten sowohl in der Kombinations- und Ergänzungsbehandlung als auch in der Einzelbehandlung. Das Durchdringen von Körperteilen mittels pulsierender Magnetfelder ist völlig ungefährlich, zumal die Therapie nicht mit der Anwendung elektrischen Stroms verglichen werden darf. Während die Anwendung elektrischen Stroms ein prickelndes, ja fast brennendes Gefühl auf der Haut hervorruft, tritt dieser Zustand bei der Anwendung von pulsierenden Magnetfeldern nicht auf.

Auch Heimbehandlungen können problemlos durchgeführt werden. Entsprechende Geräte haben sich bereits bewährt und sind auf dem Markt. Magnetfelder

Gipsverbände werden durchdrungen

durchdringen selbstverständlich auch einen Gipsverband und andere Verbände. Daher kann man beispielsweise bei einem anstehenden Knorpelschaden, der ja unmittelbar nach der Operation eingegipst wird und etwa 3–4 Wochen so verbleibt, die Magnetfeldtherapie täglich auch durch den Gipsverband hindurch wirksam anwenden. Ein auf diese Weise behandelter Sportpatient war bereits nach 4 Wochen wieder einsatzbereit.

Einsatz bei Sportvereinen

Die Magnetfeldtherapie kann in der Sportmedizin nahezu überall eingesetzt werden. Insbesondere auf dem sportphysikalischen Sektor stellt sie eine Bereicherung dar. Sportvereine, gleich welcher Disziplin, machen sich die Magnetfeldtherapie zunutze und betrachten sie als einen Bestandteil ihrer Behandlungsmöglichkeiten. Sportler, die sich erfolgreich dieser Therapie unterzogen haben, möchten sie nicht mehr missen. Ärzte, Masseure, Physiotherapeuten und Heilpraktiker geben der Magnetfeldtherapie eine große Zukunft, obwohl ihre Möglichkeiten noch längst nicht ganz erforscht und erschöpft sind.

Fallbeispiele

Profifußballer

Ein akut aufgetretener und starker Bluterguß wurde von Montag bis Freitag täglich unter Magnetfeldtherapie gesetzt, mit dem Erfolg, daß er am Wochenende fast gänzlich abgeklungen war und der Patient ohne Beschwerden das nächste Spiel über die gesamte Spieldauer durchstehen konnte.

Dabei wurde außer Symphytum (Beinwell), Thuja, Silicea und Alen nichts weiter verabreicht, sondern lediglich Magnetfeldtherapie täglich eine halbe Stunde lang angewandt.

Ringer

Ein Ringer aus Frankfurt, der nach einem Kreuzbandriß mit Außenmeniskus- und Knorpelschaden versorgt wurde, wobei das Knie kein einziges Mal während der gesamten Nachbehandlung anschwoll, erhielt vom Arzt eine Spritze, die 1 Tag später das Knie wie einen Ballon anschwellen ließ. Nach Rücksprache wurden von dem behandelnden Arzt Behandlungen mit Eispackungen angeordnet (2mal täglich 15–20 Minuten). Ein Erfolg stellte sich jedoch nicht ein.

Nach Abschluß einer Magnetfeldtherapie konnte eine deutliche Abschwellung festgestellt werden. Das Knie war nach 8 Behandlungen abgeschwollen und völlig beschwerdefrei.

Rock-'n-Roll-Sportler

Während der letzten Monate vor dem Sieg zum Europameister habe ich die Mannschaftsmitglieder eines Rock-'n-Roller-Clubs beim Training vor, während und nach bestimmten Übungen in die Rundspule legen lassen. Die Trainingsstunden verliefen ohne Zwischenfälle, und nach dem Eindruck des Trainers waren die Sportlerinnen und Sportler noch besser motiviert und belastbar als ohne Magnetfeldanwendungen Das Ergebnis in Form des Europatitels konnte sich ja auch wirklich sehen lassen.

Magnetfeldtherapie und Getreide gegen Rheuma

Über 400 Krankheitsbilder des rheumatischen Formenkreises

Heute kennt man allein über 400 Krankheitsbilder des rheumatischen Formenkreises, die sich alle in dem Organ Bindegewebe wiederfinden. Es handelt sich um entzündliche Vorgänge, die in diesem für unseren Organismus so wichtigen Gewebe für die vielfältigen Beschwerden verantwortlich sind, Entzündungen, die wiederum mit Ernährungs- und Entschlackungsstörungen des Bindegewebes einhergehen.

Nahrungsergänzungsmittel

Neueste Erkenntnisse

Neueste Erkenntnisse auf Rheumakongressen lassen deutlich werden, daß immer mehr Wert auf diejenigen Nahrungsergänzungsmittel gelegt werden muß, die es ermöglichen, die durch Umweltgifte, Pflanzenschutzmittel oder denaturierte Lebensmittel (denen herstellungsbedingt viele wichtige Stoffe entzogen werden) verursachten Rheumaschübe vermeiden helfen. Meine Erfahrungen beziehen sich hierbei derzeit auf Alen.

Alen

Das Getreide-Soja-Algen-Produkt *Alen* ist sehr geeignet zur Entgiftung des Körpers von giftigen Metallen (z. B. Blei, Kupfer, Quecksilber) und zur Ausleitung toxischer Elemente.

Quecksilber- und Bleivergiftungen

Quecksilber- und Bleivergiftungen sind sehr häufig und können zu chronischen Störungen an der vegetativen Regulation innerer Organe, an Schleimhäuten und an Nervenzellgeweben führen. Insbesondere Quecksilber zeigt eine ganz enorme Bindungskapazität an Nervenzellen und wirkt auf Schleimhäute sehr giftig. Weichteilrheumaschübe werden somit direkt provoziert.

Große Untersuchungen konnten zeigen, daß sowohl Algen als auch Candidapilze eine äußerst hohe und stärkere Bindungskapazität (Affinität) für Quecksilber aufweisen als die menschliche Zelle. Die Zellwandstrukturen der Algen können Quecksilber in sehr großen Mengen aufnehmen, was man durch die Einnahme von Algenpräparaten nutzen kann.

Starke Bindungskraft für Quecksilber

Alen ist seealgenhaltig (etwa 20 %) und kann daher auch zur Schwermetallbindung verwendet werden.

Alen enthält Seealgen …

Die stark giftige Wirkung einiger Schwermetalle (Quecksilber, Silber, Blei) wird im Körper durch Abgabe positiv geladener Ionen, z. B. von Selen, Zink und Mangan, gemildert. Diese verdrängen die Quecksilberionen von ihren Bindungsstellen im Körper. Alen ist äußerst reich an allen diesen Spurenelementen (Silizium, Selen, Zink, Mangan usw.).

… Spurenelemente …

Alen ist außerdem sehr basenlastig und entsäuert den Körper. Je saurer die Körperflüssigkeiten (z. B. Speichel) sind, desto mehr Schwermetalle werden aus der Nahrung oder aus den Amalgamplomben gelöst und in den Körper aufgenommen. Eine Zuführung von basischen Nahrungsmitteln (z. B. Alen) vermindert daher die fortwährende Neuvergiftung (s. Übersicht Seite 112).

… Basen …

Quecksilber, in geringem Maße auch Blei und Aluminium, blockieren zelluläre Stoffwechselvorgänge und fermentative Mechanismen in den Zellen, indem sie die Bindungsstellen für Zink und Mangan blockieren. Alen ist sehr zink- und manganhaltig, hat einen stark antioxidativen Effekt und begünstigt daher zelluläre Stoffwechselvorgänge und Atmungsmechanismen (Zitronensäurezyklus). Dies erklärt die deutliche Steigerung des Wohlbefindens bei langfristiger Einnahme von Alen.

… Zink und Mangan

Ich empfehle zur Entgiftung bei Schwermetallbelastungen, aber auch bei Aluminiumbelastungen, eine langdauernde Einnahme von 30 g Alen täglich, gelöst in mineralarmem stillem Wasser (s. a. Schwermetalltest Seite 108).

Problem Bindegewebe

Das Problem aller Krankheiten des rheumatischen Formenkreises heißt Bindegewebe; ein Begriff, der jedermann bekannt ist und doch selbst von manchen Fachleuten nicht genau erklärt werden kann.

Das Organ Bindegewebe stammt – entwicklungsmäßig – vom mittleren Keimblatt des Menschen ab und besteht aus 3 Stoffen:

Bestandteile des Bindegewebes

- Zellelemente, die die menschliche Organsubstanz bilden oder Funktionen der Abwehr erfüllen, wie etwa die Makrophagen (Freßzellen);
- elastische, kollagene und netzartige Fasern;
- Grundsubstanz, die sich aus Glykosaminoglykanen (Mukopolysacchariden) und Glukoproteiden zusammensetzt.

Kittsubstanz, Wasser- und Ionenspeicher

Diese Stoffe dienen als Kittsubstanz, Wasser- und Ionenspeicher. Sie bilden die Transitstrecke zwischen Blut und Gewebe, über die Sauerstoff und Nährsubstrate vom Blut zum Gewebe wandern und in umgekehrter Richtung die Schlacken vom Gewebe zum Blut transportiert werden. Bereits hier wird deutlich, welch lebenswichtige Aufgabe die Grundsubstanz für die Funktionsfähigkeit des Bindegewebes hat.

Im Faserbestandteil bindet das Bindegewebe etwa 25–30 % des körpereigenen Gesamteiweißes. Die universelle Verbreitung von Bindegewebe im Körper läßt die Vielfalt der Krankheitsbilder verständlich werden.

Hauptvorkommen des Bindegewebes

Bindegewebe kommt beispielsweise in Knochen, Knorpeln, Gelenkkapseln, Gelenkflüssigkeit, Sehnen, Bändern, Sehnenscheiden und Schleimbeuteln vor. Die Bandscheiben mit ihrem prallelastischen Kern und harten Faserring verdanken es ebenso dem Bindegewebe wie etwa die Hohlorgane Blase, Magen, Darm und Gefäße, daß sie ihre Form erhalten. Auch Leber, Nieren und Milz bleiben durch Bindegewebe in Form. Der vorzeitige Verschleiß der Hand-, Schulter- und Kniegelenke des Bergmanns, die zerschundene Wirbelsäule des Landwirts, die zerschlissenen Armgelenke des Mannes am

Preßlufthammer- alle diese Beschwerden sind auf Schäden des Bindegewebes zurückzuführen.

Überlastungen

Der Sehnenabriß des Sportlers, die Kniegelenkbeschwerden des Fußballers, der Bandscheibenschaden des Gewichthebers gehen auf Überlastungen des Bindegewebes zurück.

Die über 400 definierten Krankheitsbilder des rheumatischen Formenkreises wurden in diesem Zusammenhang bereits erwähnt.

Betrachtet man die verschiedenen krankhaften Veränderungen im einzelnen, so kann man die Ähnlichkeiten verstehen.

Mangelnde Bindegewebsernährung

Im Alterungsprozeß ändern sich die Eigenschaften des Bindegewebes

Im normalen Alterungsprozeß ändern sich physikalische wie chemische Eigenschaften des Bindegewebes. Die Menge der Kittsubstanz wird geringer, der Wassergehalt nimmt ab, die Zusammensetzung der Mukopolysaccharide ändert sich, womit auch die Grundsubstanz insgesamt verändert wird, und mit der Abnahme der körpereigenen Produktion dieser Substanzen treten Ernährungsmängel des Bindegewebes auf. Aber gerade der Zustand der Mukopolysaccharide ist von wesentlicher Bedeutung für ein gesundes, funktionstüchtiges Bindegewebe. Beim vorzeitigen Gelenkverschleiß durch schwere körperliche Belastung unter Ausbildung beispielsweise von Arthrosen geschieht ähnliches. Hochwertige Mukopolysaccharide werden durch minderwertige ersetzt. Der Wassergehalt nimmt ab und somit auch die Elastizität beispielsweise des Knorpels. Es kommt ebenfalls zu Ernährungsmängeln. Denn der Transport von Nährstoffen und der Abtransport von Schlacken können nur mit Hilfe einer gesunden Grundsubstanz, also durch ein intaktes Bindegewebe, erfolgen.

Mukopolysaccharide

Abnahme der Knorpelelastizität

Arthrose

Bei der aktiven Form einer Arthrose mit schmerzhafter Bewegungseinschränkung wird dieser Mangelprozeß durch »Entzündungsmediatoren« noch beschleunigt und

Verdrehung oder Verzerrung

verstärkt. Bei der Verdrehung oder Verzerrung passiert ähnliches. Das betroffene Gelenk reagiert mit Zeichen der Entzündung. Es wird dick, heiß und in seiner Bewegung eingeschränkt. Auch hier kommt es vorübergehend zu einem Ernährungsmangel.

Rheuma

Bei Rheuma steht der chronisch entzündliche Prozeß – bedingt durch vielfältige Ursachen – im Vordergrund. Typische Veränderungen im Bereich der Grundsubstanz führen zu Ernährungs- und Entschlackungsstörungen der betroffenen Gelenke oder – allgemeiner ausgedrückt – des Bindegewebes, dessen schleichender, oftmals schubweiser Untergang damit programmiert ist.

Herkömmliche Therapien

Die Ähnlichkeiten der genannten Krankheitsbilder spiegeln sich wider in den herkömmlichen Therapien. Abgesehen von der schulgerechten Therapie mit Basis-Antirheumatika, wie dem Gold, oder den Kortikoiden, bei der schädliche Nebenwirkungen auftreten, gelten für alle oben genannten Krankheiten die gleichen Therapieformen, beispielsweise die symptomatische Behandlung mit entzündungshemmenden, schmerzlindernden Enzymen, die physikalische Therapie mit Wärme oder Kälte, die Physiotherapie mit Massagen oder Gymnastik, die Lasertherapie, die Akupunktur, die Magnetfeldtherapie oder der operative Eingriff.

Ursächliche Behandlung ist kaum möglich

Eine ursächliche Behandlung ist bislang kaum möglich. Das hieße, über die entzündungshemmende Wirkung hinauszugehen und auch die gestörte Ver- und Entsorgung der Bindegewebe wiederherzustellen, gleichsam durch einen »regulierenden« Eingriff in die gestörte Grundsubstanz!

Mängelausgleich mit Alen

Alen ist ein Naturprodukt

Alen ist ein Naturprodukt, das der biologischen Ergänzung der Ernährung dient. Die darin enthaltenen Vitamine, Mineralstoffe, Spurenelemente und Aminosäuren stehen in einem idealen Verhältnis zueinander, wie es den Bedürfnissen des menschlichen Körpers entspricht.

Dr. Oskar Vargas-Machuca

Die Entwicklung von Alen geht auf die Forschungsarbeiten des Arztes Dr. Oskar Vargas-Machuca und seiner Frau, einer promovierten Biochemikerin, zurück. Beide Wissenschaftler beschäftigten sich im Auftrag der Weltgesundheitsbehörde viele Jahre mit der Erforschung der Lebenserwartung der Bevölkerung in Lateinamerika.

Ursprüngliche Annahme

Ursprünglich gingen sie von der Annahme aus, daß arme Menschen eine geringere Lebenserwartung als reiche haben. Dies erwies sich im Verlauf der Untersuchungen jedoch als Irrtum. Dr. Vargas und sein Forscherteam stellten ganz andere Zusammenhänge fest. Große Defizite von wichtigen Nahrungsbestandteilen sind sowohl für arme als auch für reiche Menschen der Grund für viele Krankheiten und vorzeitiges Altern. Sie zogen folgenden Schluß:

Bei richtiger Ernährung könnten die meisten Menschen über 100 Jahre alt werden

Bei richtiger Ernährung könnten die meisten Menschen weit über 100 Jahre alt werden – und das bei voller Gesundheit und Vitalität. Doch statt dessen treten bei vielen schon frühzeitig erste Alterserscheinungen, wie nachlassende Spannkraft, mangelnde Widerstandsfähigkeit gegen Erkältungskrankheiten, Verdauungsschwierigkeiten, häufige Kopfschmerzen und nachlassende Konzentrations- und Merkfähigkeit, auf. Auch ernsthaftere Krankheiten beruhen in vielen Fällen auf Ernährungsstörungen.

Die Zufuhr von Vitalstoffen ist notwendig

Daher ist die Zufuhr von etwa 40–50 Vitalstoffen notwendig. Es ist jedoch außerordentlich wichtig, die natürlichen, in den Pflanzen enthaltenen Vitalstoffe so zuzuführen, daß sie nicht von der Magensäure zerstört werden. Die Wissenschaftler fanden heraus, daß im Schutze pflanzeneigener Ballaststoffe (spezielle Zellulose) die wichtigen Inhaltsstoffe von Alen in den Dünndarm und von dort in das Blut gelangen.

Aufnahme im Dünndarm

Basierend auf einer speziellen Mischung verschiedener Getreidekeime sowie roten und braunen Meeresalgen, die ganz besonders reich an Mineralstoffen sind, entwickelte Dr. Vargas ein Verfahren, damit die lebenswichtigen Vitalstoffe optimal zur Wirkung gelangen.

Alen besteht zu 100% aus natürlichen pflanzlichen Inhaltsstoffen, wie Weizenkeimen, Sojabohnen, Meeresalgenextrakten usw. Vor allem die Langzeitanwendung von Alen ist empfehlenswert. In mehr als 10jähriger Erprobung sind bislang keine Nebenwirkungen bekannt.

Langzeitanwendung

Eine 5jährige Studie in meiner Naturheilpraxis zeigt, daß Patienten mit degenerativen Erkrankungen kleiner und großer Gelenke überdurchschnittlich gute Erfahrungen mit Alen in Verbindung mit der Magnetfeldtherapie machen konnten.

Ergebnisse einer Studie

Diese Erfahrungen zeigen auch, daß man mit dem Wort »hoffnungslos« vorsichtig umgehen sollte und daß selbst in aussichtslos erscheinenden Fällen mit den unschädlichen Mitteln der Naturheilkunde oft noch Hilfe möglich ist.

Hoffnungslose Fälle gibt es nicht

Doch wie vielen Kranken könnte mit Naturheilmitteln und Naturheilmethoden noch sehr viel besser geholfen werden, wenn sie sich nicht erst nach langen Jahren des Leidens auf die Möglichkeiten der »sanften« Medizin besinnen würden!

»Es muß wieder modern werden, gesund zu leben ...«. Diesen Ausspruch der ehemaligen Gesundheitsministerin Rita Süssmuth können wir uns alle gar nicht oft genug in Erinnerung rufen. Auch den Aufruf von Frau Dr. med. Veronika Carstens, der Naturheilkunde mehr Raum zu verschaffen, da es auch volkswirtschaftlich von Vorteil sei, Naturstoffe, die nachweislich helfen können, einzusetzen, kann ich mich nur anschließen.

Gesund zu leben muß wieder modern werden

Die Probleme eines Naturheilstoffs oder einer Heilnahrung, wie sie Alen darstellt, liegen im biologischen Nachweis, in der biologischen Verfügbarkeit, der Pharmakogenetik und der Pharmakodynamik. Hierbei müssen Substanzen von der Einnahme bis zur Ausscheidung durch den Körper verfolgt werden. Dies ist aber mit Naturheilstoffen oder Heilnahrung, die komplexe Inhaltsstoffe besitzen, fast unmöglich. Vielfach geht die Wirkung hier nicht von der einzelnen Substanz, sondern nur von der ganzheitlichen Präparation aus.

Biologische Verfügbarkeit

Der Gesetzgeber schafft Probleme

Der Gesetzgeber schafft mit der scharfen Trennung zwischen Schulmedizin und Naturheilkunde sowie mit den neuen Arzneirichtlinien Probleme. Es ist zu hoffen, daß er solchen Naturstoffen eine Chance gibt, die laut Erfahrung helfen.

Sonst müssen sich Patienten einfach darauf verlassen, daß heilende Stoffe, die nach dem neuen Arzneimittelgesetz nicht registriert oder zugelassen werden können, als Nahrung oder Heilnahrung tatsächlich angeboten werden, woraus sich neue Schwierigkeiten für den Patienten ergeben, da ein Nahrungsmittel keine Heilaussage tragen darf.

Somit bleibt es dem Gespür des Verbrauchers überlassen, welcher Naturheilstoff ihm Hilfe bringt, oder aber er wendet sich an einen ganzheitlichen Behandler, der stets bemüht sein wird, ihn individuell und umfassend aufzuklären.

Fallbeispiele

Patient mit Muskelentzündung

Der Leidensweg des Patienten begann in seiner Jugend. Nach einem Unfall erkrankte er an einer chronischen destruktiv-degenerativen Muskelentzündung (Myositis ossificans generalisata). Hierbei handelt es sich um eine Krankheit, deren Ursachen bis heute nicht genau geklärt sind. Nur so viel weiß man: Mit Fortschreiten des Leidens wird Muskelgewebe allmählich in Knochen umgewandelt. Der Patient »versteinert« gewissermaßen bei lebendigem Leibe.

Der Patienten wurde nach langen Krankenhausaufenthalten und zahlreichen Therapieversuchen schließlich als hoffnungsloser Fall nach Hause entlassen. Total abgemagert und kaum noch ansprechbar, lag er mit angewinkelten Gliedmaßen und in Rückenlage hilflos im Bett. An ein Aufstehen oder gar Laufen war nicht mehr zu denken.

Nach 10monatiger Behandlung mit der Bechterew-

Matte, einem Magnetfeldtherapie-Gerät unter dem Bettlaken, und mit Alen ist sein Zustand heute erstaunlich gut. Die Gelenke sind wieder so beweglich, daß er Spaziergänge machen kann. Auch sein seelischer Zustand hat sich erfreulich gebessert. Mit der wiedergewonnenen Beweglichkeit kehrte auch der Lebensmut zurück.

Ein Magnetfeldtherapie-Heimgerät wird jedoch weiterhin 2mal täglich 15 Minuten angewandt.

Patient mit rheumatischer Vaskulitis

Der Patient litt an gefährlichem Bluthochdruck und einer chronischen Gefäßentzündung. Aufgrund seines Leidens wurde er schon in jungen Jahren Rentner. Besonders schlimm betroffen waren Füße und Zehen.

Auch bei dieser rheumatischen Vaskulitis mit den mäusefraßähnlichen Nekrosen, den abgestorbenen Geweben, zeigte die Behandlung mit einer Magnetfeldgroßanlage und Alen sowie Tropfen erstaunliche Resultate. Die Durchblutung wurde wesentlich verbessert, die Hautschäden an Füßen und Zehen heilten vollständig ab. Der Patient hat heute auch keine Probleme mehr mit dem Bluthochdruck.

Patientin mit Hautschäden

Die Patientin hatte schwere Hautschäden an Brust und Händen. Bei ihrer Dermatomyositis calcarea handelt es sich um eine Krankheit, in deren Verlauf sich Bindegewebe allmählich in Kalk verwandelt.

Bereits nach 6 Monaten gezielter Therapie mit Magnetfeldern und Alen zeigte die Kontrollaufnahme eine deutliche Besserung. Die Patientin kann sich heute wieder schmerzfrei bewegen.

Magnetfeldtherapie nach Sauerstoff-/Ozon-Anwendungen

Magnetische Energie hat einen direkten bzw. indirekten heilenden Einfluß auf verschiedene Organsysteme. Besonders zu erwähnen ist eine Vergrößerung der Zelldurchlässigkeit mit dem Resultat einer wesentlich gesteigerten Sauerstoffversorgung.

Vergrößerung der Zelldurchlässigkeit

Seit mehr als 4 Jahren ruhen die Patienten nach der Gabe von reinem medizinischem Sauerstoff (sog. Oxyvenierung nach Regelsberger) bei entsprechenden Indikationen in meiner Praxis ausschließlich in einer Magnetfeld-Großanlage. Dabei konnte ich beobachten, daß je nach Anwendung anstatt nach den früher üblichen 23–25 Sitzungen unter Mithilfe der Magnetfeldtherapie bereits nach 15 Anwendungen ein Erfolg eintrat.

Schneller eintretender Erfolg

Ähnlich signifikante Verkürzungen der Heilkurzeiten konnte ich bei der großen Eigenblutbehandlung (früher sog. Blutwäsche) feststellen. Auch hier wurde bisher in der Literatur von 12–20 Einzelsitzungen ausgegangen. Je nach Schweregrad der Befindensstörung kann man jedoch von einer Verringerung der Anwendungen um mindestens 10% bei unmittelbar folgenden Magnetfeldbestrahlungen nach Ozontherapien ausgehen.

Große Eigenblutbehandlung

Bei der Kombination von Sauerstofftherapie und Magnetfeldtherapie wende ich letztere nur in der Magnetfeld-Großanlage an, da nur dort gegenüber den Kleingeräten eine besonders extreme Feineinstellung möglich ist. 2 Ausnahmen gibt es allerdings: die Bechterew-Matte und die Rundspule. In ersterer sind Wärmeschleifen integriert, so daß das Kältegefühl bei Berühren der Kunstlederoberfläche vermieden wird. Außerdem benötigt der Patient nicht seine volle Beweglichkeit, wie z.B. bei der Großanlage, wo es erforderlich ist, daß er seine Beine massiv anziehen muß.

Anwendung in der Großanlage

Bechterew-Matte

Rundspule

Bei der Rundspule braucht der Patient sich nicht in die Großfeldanlage zu legen, sondern die Magnetfeldtherapie kann im Sitzen durchgeführt werden.

Erfolge auch nach der kleinen Eigenbluttherapie

Die Magnetfeldtherapie hat sich auch nach einer *kleinen Eigenbluttherapie* hervorragend bewährt, da eine wesentliche Wirkungsbeschleunigung der Reiztherapie (nämlich des eigenen Blutes und der beigemischten Medikamente) auftritt. In diesem Zusammenhang weise ich auf den im gleichen Verlag erschienenen Ratgeber »Sauerstofftherapien« von Heilpraktiker Paul Mohr hin. Der gelungene Untertitel »Die gesunde Art, Energie zu tanken« zeigt in dic richtigc Richtung.

Sauerstofftherapien erlangen eine immer größere Bedeutung

Generell kann man sagen, daß Sauerstofftherapien als Naturheilverfahren eine immer größere Bedeutung erlangen. Sie bringen – bei sachgerechter Anwendung – erstaunliche Erfolge mit relativer Nebenwirkungsfreiheit, da der Sauerstoffwechsel der Zellen stimuliert wird und damit die Ursachen vieler Krankheitssymptome beseitigt werden. Eine sich unmittelbar anschließende Magnetfeldbestrahlung rundet unter Umständen den bis dahin erzielten Behandlungserfolg dauerhaft ab.

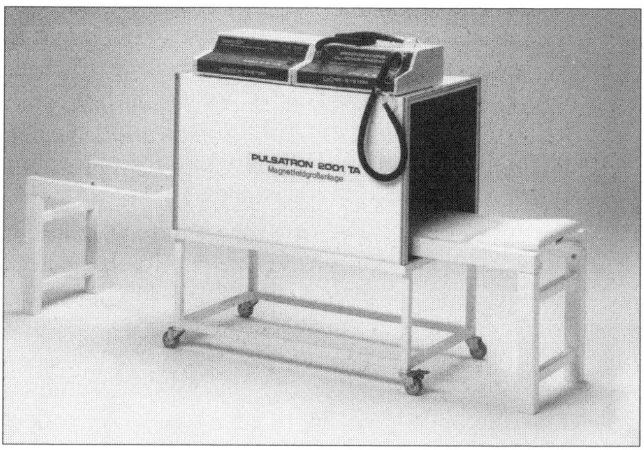

Kombinierte Magnetfeld-Sauerstoff-Anlage; Ultima ratio in der Tumortherapie (Foto: Pulsamed)

Magnetfeldtherapie nach modifizierter Eigenblutbehandlung

Bei Rheuma, Allergien, Bindegewebs- und einigen weiteren Erkrankungen hat sich die modifizierte Eigenblutbehandlung besonders bewährt.

Allergien

Wer entsprechend veranlagt ist, kann auf eine ganze Reihe von Substanzen, mit denen er in Berührung kommt, allergisch reagieren. Wenn sich Antikörper gegen die Antigene (meist artfremde Eiweißstoffe) bilden, kommt es zu Krankheitsbildern, wie wir sie zum Beispiel beim Heuschnupfen kennen. Er ist im Grunde nichts anderes als eine Pollenallergie. Ähnlich ist es, wenn die Haut allergisch auf Waschmittel, Seifen oder andere Stoffe reagiert; auch Nahrungsmittelallergien sind hinreichend bekannt.

Schulmedizinische Methode

Die Schulmedizin geht dagegen mit Allergietestungen vor und führt dann, wenn das Allergen (Stoff, der eine Allergie auslöst) gefunden ist, eine Desensibilisierung durch, das heißt, der Körper wird gegen das eine Allergen unempfindlich gemacht. Es dauert oft sehr lange, bis die richtigen Allergene gefunden werden, denn im einzelnen Fall können viele Möglichkeiten auftreten. Die Erfolgsquote ist also unbefriedigend. Im Gegensatz dazu steht die modifizierte Eigenblutbehandlung (z. B. nach Theurer), die den Vorteil hat, daß eine Allergentestung nicht unbedingt erforderlich ist, da sich sämtliche krankheitsbezogenen Faktoren (Allergene) bereits im Blut befinden.

Bekämpfung der Autoaggression

Ein weiterer Vorteil dieser Behandlung ist die Bekämpfung der Autoaggressoren.

Körpereigene und körperfremde Stoffe

Unser Immunsystem unterscheidet sehr genau zwischen körpereigenen und körperfremden Stoffen. Normalerweise reagiert der Organismus nur gegen körperfremde Antigene; eine Immunantwort gegen körpereige-

Autoaggressionserkrankungen

nes Material kommt in der Regel nur bei Erkrankungen vor (z. B. Krebs). Die Medizin spricht hier von *Autoaggressionserkrankungen*. Die Aggressoren richten sich dabei gegen die erkrankten Stellen mit der Folge, daß der Schaden noch vergrößert wird (z. B. bei Aids).

Vergleich mit feindlichen Soldaten

Dieser Teufelskreis muß im Interesse der Gesundheit unterbrochen werden. Man kann die krankmachenden Antikörper mit feindlichen Soldaten vergleichen, die in der Uniform des Gegners hinter dessen Linien Unheil anzurichten versuchen. Solange sie den Mund nicht aufmachen, wird man sie nicht erkennen, weil sie die gegnerische Uniform tragen. Machen sie aber den Mund auf, werden sie an ihren fremden Lauten erkannt und können vernichtet werden. Genauso ist es im Immunsystem. Die modifizierte Eigenblutbehandlung bringt die Autoaggressoren dazu, den »Mund aufzumachen«, und dann können sie eliminiert werden.

Durchführung

Aufbereitetes Eigenblut wird wieder injiziert

Der Behandler benötigt Blut aus der Vene des Patienten und schickt es in ein Blutlabor, wo es nach besonderen Verfahren aufgearbeitet wird. Ist das aufgearbeitete Blut wieder beim Behandler eingegangen, wird es in bestimmten zeitlichen Abständen über mehrere Wochen hin dem Patienten infiziert, und zwar am besten in Akupunkturpunkte.

Das Blut muß auf dem Höhepunkt der Beschwerden abgenommen werden

Wichtig ist der genau gewählte Zeitpunkt der Blutentnahme. Das Blut muß auf dem Höhepunkt der Beschwerden abgenommen werden; denn dann sind die krankheitserzeugenden Antikörper in besonders hoher Konzentration vorhanden. Diese Antikörper werden vom Immunsystem, der Abwehrpolizei des Körpers, gebildet und richten sich durch eine Fehlsteuerung des Systems gegen Bestandteile des eigenen Körpers (z. B. eigene Killerzellen).

Das Immunsystem wird überlistet

Durch einen »Trick« wird nun bei dieser Gegensensibilisierung das Immunsystem überlistet. Die im

Blut vorhandenen krankheitserzeugenden Antikörper werden im Labor chemisch verändert, und der Therapeut spritzt diese verfremdeten Antikörper wieder ein. Vom Körper werden sie nicht mehr als das von ihm selbst stammende Material erkannt. Er bildet neue Antikörper und fangt den krankheitserzeugenden 1. Antikörper ab, der seine Wirkung nicht mehr entfalten kann.

Die Gegensensibilisierung ist eine eigenständige Behandlungsmethode

Die Gegensensibilisierung ist eine eigenständige Behandlungsmethode, die die allergischen Antikörper zurückdrängen, nicht aber die Tendenz zur Antikörperbildung beseitigen kann. Sie begünstigt das Gleichgewicht der physiologischen Körperfunktionen und auch andere humorale (die Körperflüssigkeiten betreffende) Regulationsfaktoren, wie Hormone und Überträgerstoffe der Zellregulation.

Die Gegensensibilisierung stellt jedoch keine Zellbestandteile für die Beseitigung der Funktionsstörung der Antikörper bildenden Zellen zur Verfügung, dazu ist die Organotherapie erforderlich.

Noch 10–15 Minuten in der Praxis bleiben

Auch die modifizierte Eigenblutbehandlung ist wie die meisten Naturheilverfahren eine Reiztherapie. Ein verantwortungsvoller Therapeut sollte den Patienten nach dieser Behandlung noch etwa 10–15 Minuten in entspannter Lage in der Praxis behalten (z. B. mit einer Helferin im Wartezimmer).

Erfahrungen bei der Magnetfeldtherapie

Entspannung der Muskulatur

Das brachte mich vor Jahren auf den Gedanken, diese Patienten unter die Magnetfeld-Großanlage zu legen und eine entsprechende Frequenz (z. B. Intensität 50, Frequenz 10 Hz) einzuschalten. Die Eigenblutpatienten berichteten, daß der künstlich geschaffene intramuskuläre Bluterguß im Gegensatz zu früheren Anwendungen ohne Magnetfeldbestrahlung erheblich kürzer brauchte, um sich zu verteilen, da das Druckgefühl während und nach der Verteilungsphase sowie die auftretenden Gewebeschwellungen verhindert werden konnten. Außerdem bringe die Magnetfeldbehandlung unmittelbar nach der Eigenblutinjektion in den Gesäßmuskel eine deutliche Entspannung der Muskulatur.

Magnetfeldtherapie in der Altersheilkunde (Geriatrie)

Bereits ab 30 Jahren ans Altern denken

Meist kümmern wir uns nicht ums Altwerden, bevor wir nicht selbst älter sind. Mit diesem Problem sollte man sich aber bereits sehr viel früher beschäftigen, etwa ab einem Alter von 30 Jahren. In dieser Zeit treten die ersten Altersanzeichen auf, vor allem in und an der Haut.

Wir pflegen zwar unsere Haut, aber wir realisieren nicht, daß sie ein Spiegelbild des gesamten Organismus ist.

Mechanismen des Alterns

Unterteilung des Alterns

Das Altern kann wie folgt unterteilt werden:

- *Altern der Zellen:* betrifft alle Zellen des Körpers, die kleinsten funktionellen Einheiten des Organismus;
- *Altern des Bindegewebes:* betrifft Knochen-, Knorpel- und Unterhautgewebe sowie die Gefäßwände;
- *Altern der Organe:* gilt besonders für Herz, Lungen, Nerven und die endokrinen Drüsen (z. B. Hypophyse, Schilddrüse, Nebennieren).

Die Gesamtheit dieser Alterungsprozesse führt zum Altern des Organismus, das von 2 Faktoren abhängt: der »inneren Uhr« im Zusammenhang mit einer höchstmöglichen Zahl der Zellverdoppelung (die für das eigentliche Leben lebensnotwendig ist) und von den »Unfällen«.

Innere Uhr

Die »innere Uhr« ist der Mechanismus, der bei jeder Säugetierart die verschiedenen Lebensstadien nach der Befruchtung bestimmt (Schwangerschaft, Kindheit, Pubertät, Erwachsenenalter, Alter und Tod). Diese Abschnitte sind von Geburt an programmiert und folgen einander, falls es nicht zu einem Unfall kommt (z. B. wie nach dem Tschernobylunfall, wo durch äußere Einflüsse, nämlich Gammastrahlen, die genetischen Informationen der werdenden Mütter nachhaltig beeinflußt wurden).

Unfälle

»Unfälle« werden durch äußere oder innere Faktoren verursacht. Ursache kann unter anderem das Altern der Zellen sein, das teilweise durch eine fehlerhafte Eiweißsynthese entsteht.

Magnetfeldtherapie kann den Alterungsprozeß verzögern …

Um diesen Alterungsprozeß zu verzögern, hat sich nach meinen Erfahrungen auch die Magnetfeldtherapie in der Großfeldanlage (wegen besserer Dosierungsmöglichkeiten) hervorragend bewährt.

… und ist notwendig

Da nach neueren Statistiken die durchschnittliche Lebenserwartung bei 72 Jahren (Frauen) liegt und insbesondere Osteoporose, Osteochondrose, Arthrosen und Arthritis sowie der sogenannte Altersdiabetes zu den »normalen« Begleiterscheinungen des Alters gehören, erscheint mir eine Magnetfeldtherapie, ob als alleinige Maßnahme oder nur schmerzlindernd gegeben, zwingend notwendig.

Vorbeugung und Behandlung von Erkrankungen, die mit dem Altern zusammenhängen

Vollwertige Ernährung

Es ist schwierig, auf die »innere Uhr« (genetische Information) einzuwirken, hingegen können wir einen Einfluß auf die »Unfälle« ausüben. Eine entscheidende Rolle spielt hier die Ernährung. Daher ist es außerordentlich wichtig, daß man sich an eine angepaßte Diät (leichte Vollwertkost) hält und vor allem auf eine genügende Flüssigkeitszufuhr achtet.

Streßabbau

Da auch Streß eine wichtige Rolle spielt, müssen wir alle uns bekannten Methoden zur Entspannung anwenden, zu denen auch die Magnetfeldtherapie gehört.

Hitze vermeiden

Als weitere wichtige Vorbeugung vermeide man intensive Hitze oder langandauernde Sonneneinwirkung (z. B. Arbeiten am Hochofen oder zu langes Sonnenbaden).

Auch chemische Faktoren spielen beim Altern eine wichtige Rolle

Auch chemische Faktoren – eingenommen oder inhaliert (z. B. Schlafmittel oder Schwefelimmissionen bei Smog oder in der Nähe von Braunkohlenkraftwerken) – spielen beim Phänomen des Alterns eine wichtige Rolle. Daher sollte man Gifte soweit wie möglich vermeiden oder entsprechend behandeln, z. B. durch eine der verschiedenen Sauerstofftherapien.

Ausreichende Sauerstoffversorgung ist von entscheidender Bedeutung

Im Kampf gegen das Altern der Zellen und seine Folgen ist eine ausreichende Sauerstoffversorgung von entscheidender Bedeutung. Diese Sauerstoffversorgung kann aktiv durch ein Trainingsprogramm erreicht werden. Körperliche Übungen ermöglichen einen besseren Zellstoffwechsel, eine Zunahme der Enzymproduktion und eine verstärkte Ausscheidung von Abfallstoffen. Das gleiche erreicht man aber auch durch eine der verschiedenen Sauerstofftherapien (z. B. Oxyvenierungstherapie nach Regelsberger, große Eigenblutbehandlung, Sauerstoff-Mehrschritt-Therapie nach Professor Manfred von Ardenne).

Sauerstofftherapien

Revitalisierungskur rechtzeitig durchführen lassen

Man sollte aber nicht warten, bis der Alterungsvorgang bereits fortgeschritten oder die Sauerstoffversorgung der Gewebe schon erschwert ist, sondern bei den ersten Anzeichen einer Leistungsminderung (meist schon ab dem 45. Lebensjahr) sollte man eine dann noch relativ schnell wirkende und kostengünstige Revitalisierungskur durchführen lassen.

Viele Patienten berichteten mir nach einer solchen »Jungerhaltungs-Ganzheitstherapie«, daß sie in ihrem Bekanntenkreis immer wieder erheblich jünger eingeschätzt wurden und besonders eine straffere Haut und eine aktivere Ausstrahlung bemerkt wurde.

Magnetfeldtherapie in der Krebsbehandlung

Krebsgefahr ist in Städten größer als auf dem Land

Krebserkrankungen haben in den letzten Jahrzehnten zugenommen. Man weiß, daß die Krebsgefahr in Städten größer ist als auf dem Land. Unklar ist jedoch, wie hoch das Risiko ist. Nach den Ergebnissen einer dänischen Studie könnten es in städtischen Gebieten 63 % mehr Krebserkrankungen sein oder nur 9 %, wenn man einer japanischen Untersuchung glaubt. Welche Faktoren das Leben in der Stadt krebsgefährlicher machen, ist schwer zu ermitteln.

Abhängig vom Lebensstil

Neben Berufs- und Umweltrisiken spielt sicher auch der Lebensstil eine Rolle. So nahm die Lungenkrebsrate bei Frauen zuerst in Städten zu, weil das Rauchen hier früher populär war als auf dem Land. Auch Tumoren des Dickdarms (in der Regel mitverursacht durch ballaststoffärmere Ernährung des Städters), von Niere und Blase (Rauchgewohnheiten?), Gebärmutterhalskarzinome (größere Verbreitung der krebserzeugenden Papillomviren in der Stadt infolge von häufigerem Partnerwechsel?), Eierstockkrebs (niedrigere Geburtenrate in der Stadt?), Hirntumoren und Brustkrebs sind bei der städtischen Bevölkerung häufiger. Auf dem Land überwiegen hingegen Hautkrebs, Augentumoren und Lippenkrebs.

Heilerfolge der Begleiterscheinungen durch die Magnetfeldtherapie

Signifikante »Heilerfolge« ausschließlich der Begleiterscheinungen, wie unkontrollierter Harndrang, migräneähnliche Kopfschmerzen, Schmerzen durch Beeinträchtigung der Extremitäten, Schmerzen verursacht durch Lymphstauungen in den verschiedensten Regionen und damit einhergehende Bewegungsbeeinträchtigungen usw., durch die Magnetfeldtherapie habe ich in meiner Praxis vielfach beobachten können.

Subjektives Befinden ist wichtig

Gerade in der Krebstherapie ist das subjektive Befinden eines Patienten für einen Heilungserfolg mit von ausschlaggebender Bedeutung. Wenn dieses durch die die Beschwerden lindernde Maßnahme der Magnetfeldtherapie erheblich gebessert werden kann, so bestehen wesentlich höhere Chancen für den Erfolg der anderen Grundtherapiearten.

Fallbeispiel

Eine 54jährige Kauffrau, die 1 Jahr zuvor linksseitig brustamputiert worden war, erschien mit Lymphstauungen im linken Arm in meiner Praxis. Kämmen mit dem linken Arm war nur unter großen Schmerzen möglich, ebenso das Ankleiden. Neben einer kleinen Eigenbluttherapie zur Steigerung der körpereigenen Abwehr, insbesondere zur Beeinflussung des Lymphflusses, wurde von mir in den ersten beiden Behandlungswochen täglich 15 Minuten Magnetfeldbestrahlung in der Großanlage verabreicht, nach Besserung der Beschwerden um 50% in den darauffolgenden Wochen jeweils nur noch 2mal wöchentlich, bis die Patientin subjektiv wesentlich mehr in ihrem Geschäft leisten konnte. Erfreulicherweise zeigte sich auch in der Laborkontrolle (von ursprünglich nur 3000 Leukozyten auf nunmehr 5100 Leukozyten; Normwert 4800–9000), daß die Magnetfeldtherapie als palliative (die Beschwerden lindernde) Maßnahme auch objektiv nachweisbare wesentliche Besserungen erbracht hatte.

2. Beispiel

Eine 64jährige Innenarchitektin mit Knochenmetastasen nach Brustkrebsoperation, Brustwirbelkörper-Kompression im Rahmen der Primärerkrankung und Lymphödem des rechten Fußes kam in meine Praxis mit der Bitte um Linderung ihrer Atembeschwerden sowie der starken Rückenschmerzen. Daneben wollte sie jedoch die klinische Behandlung weiterführen, meine therapeutischen Maßnahmen sollten sich lediglich auf die Schmerzbekämpfung richten.

Diese Schmerztherapie bestand allein aus Magnetfeldbestrahlungen und einer Sauerstoffionenbehandlung, da der Hausarzt gleichzeitig eine ambulante Misteltherapie durchführte. Er kannte meine Schmerztherapie und empfahl sie ausdrücklich; denn er konnte dadurch die vorher verordneten Schmerzmittel deutlich reduzieren. Die Folge davon war eine besonders gute geistige Regsamkeit der Patientin.

Die Blutwerte besserten sich erheblich, und auch die Beschwerden gingen auf ein gut ertragbares Maß zurück, so daß die Patientin die Behandlung als vorläufig abgeschlossen betrachtet und sich in 1 Jahr zur Kontrolle wieder vorstellen wird.

Durch dieses Beispiel soll deutlich gemacht werden, daß eine richtig in die Behandlung eingebundene Magnetfeldtherapie wesentliche Schmerzerleichterungen bringt. Selbstverständlich heilt auch die Magnetfeldtherapie den Krebs nicht, aber im Rahmen einer Ganzheitstherapie ist sie eine wichtige Säule der Behandlung.

3. Beispiel

Ein 50jähriger Beamter kam mit Schmerzen in der Leiste und geschwollenem linken Bein in meine Praxis. Er sei vor 2 Wochen an einem seltenen Leisten-Lymphknoten-Geschwulst operiert worden. Nach 2 Chemotherapieanwendungen mit Haarausfall und Übelkeit sowie erheblichen Schwächeanfällen verlangte er von mir eine ausschließliche biologische Krebstherapie.

Nach der Aufklärung des Patienten begannen wir die Behandlung mit täglichen Magnetfeldbestrahlungen von zunächst 5, dann 10 bis maximal 20 Minuten, und zwar in der Rundspule, zusammen mit verschiedenen Mischinjektionen.

Nach 3 Wochen führte die Behandlung zu einem auch für mich überraschend schnellen Gesundungsprozeß, so daß die klinisch pathologischen Laborwerte um die Hälfte gefallen waren und eine Reduzierung der Initialbehandlung auf dann 2mal wöchentlich erfolgen konnte.

Magnetfeldtherapie gegen Arzneimittelnebenwirkungen

1. Fallbeispiel

Peter erhielt Aspirin. Der Arzt hatte das Hausmittel verschrieben, weil der Dreijährige Fieber hatte. Aber Peter wurde kränker statt gesund und mußte schließlich zur Behandlung in eine Klinik. Das Medikament hatte bei ihm zu einem beschleunigten Zerfall der roten Blutkörperchen (Erythrozyten) geführt, denn der Junge litt an einem weitverbreiteten Stoffwechseldefekt, einem Mangel an Glukose-6-Phosphat-Dehydrogenase (G6PD). Dieses Enzym sorgt normalerweise dafür, daß sich in den Erythrozyten keine Oxidationsprodukte anhäufen können, die dann die roten Zellen schädigen und dadurch ihre Lebenszeit verkürzen. In Zukunft darf Peter bei Fieber keine Medikamente mehr einnehmen, sondern das Fieber muß mit Wadenwickel und Kühlung gedämpft werden. Rote Blutkörperchen leben rund 120 Tage und zirkulieren 170000mal im Blutkreislauf, wobei sie etwa 280 km zurücklegen. Auch bei Patienten mit einem G6PD-Mangel sind sie zu dieser Höchstleistung fähig, aber oxidativer Streß, ausgelöst durch bestimmte Medikamente, Infekte oder den Genuß bestimmter Bohnen (Fabismus), läßt sie in den Blutgefäßen platzen.

Patienten mit einem G6PD-Mangel

Der Defekt wird über das X-Chromosom vererbt, Jungen sind 6mal häufiger betroffen als Mädchen. Aufwendige Regierungsprogramme mit Untersuchung aller Neugeborenen und Elterninformation haben in Süditalien und Griechenland dazu geführt, daß der Enzymmangel dort derzeit kein medizinisches Problem ist. In Deutschland, wo etwa 8 % der Neugeborenen zu dieser Hochrisikogruppe gehören, gibt es in den betroffenen Bevölkerungsschichten (meist sozial Schwache) keine Routineuntersuchungen (Screenings) der Neugeborenen. Gerade dieses Beispiel, wie Medikamente zur Gefahr werden können, weist uns wieder einmal darauf hin, daß die natürlichen Mittel – im vorliegenden Fall Wadenwickel und Kühlung – sich letztlich schon lange bewährt haben, und zwar ohne schädliche Nebenwirkungen.

Natürliche Mittel haben keine Nebenwirkungen

Eine negative Beeinflussung der roten Blutkörperchen beispielsweise wäre mit Sicherheit auszuschließen gewesen, wenn man dem kleinen Peter eine Bechterew-Matte als Heimgerät ins Bettchen gelegt und 3- bis 5mal täglich je 15 Minuten eine Magnetfeldtherapie bei feiner Dosierung verabreicht hätte. Eine Beschleunigung des Heilerfolgs wäre eingetreten.

Magnetfeldtherapie hätte den Heilerfolg beschleunigt

2. Fallbeispiel

Eine 51jährige Friseurmeisterin, seit 25 Jahren selbständig und seit 10 Jahren getrennt lebend, aber noch nicht geschieden, bekam regelmäßig – etwa 1 Woche vor der normalen Regel – ihre Migräne. Ruhe, Verdunkelung und Liegen erleichterten den etwa 2–3 Tage andauernden Migräneanfall. Vom Hausarzt erhielt sie Schmerzzäpfchen, die erhebliche Schäden an Leber und Nieren verursachten; Überweisung zum Nervenarzt und zur Schmerzambulanz brachten ebenfalls keine Heilung, auch keine Verzögerung der Anfälle. Kontrollen beim Frauenarzt vor, während und nach den Anfällen brachten außer einer allgemeinen Östrogenbehandlung (mit erheblichen Gewichtsproblemen) auch keine Besserung.

Erst nach Magnetfeldbestrahlung in Verbindung mit 13 hohen Dosen von Vitamin A, E und C sowie mehreren Injektionen und intensiven Gesprächen trat der ersehnte Erfolg ein. Mittlerweile ist die Patientin geschieden, alle sozialen Probleme sind weitestgehend geregelt, und somit ist die eigentliche Ursache behoben. In der Sprache der Mediziner nennt man dieses Krankheitsbild auch *psychoneurales Überlastungssyndrom.*

Magnetfeldtherapie im Kiefer- und Zahnbereich

Auch in der Kieferorthopädie unter Anwendung der ganzheitlichen Behandlungsweise ist das Magnetfeld mit wachsender technischer Verfeinerung immer hilfreicher und wirkungsvoller.

Verkürzung der Behandlungsdauer

Wie in einem Beobachtungszeitraum von 4 Jahren bei über 1000 Patienten festgestellt werden konnte, verkürzen sich die Behandlungszeiten unter dem Einsatz des Magnetfelds augenfällig. Wichtig dabei ist, daß Fehlstellungen behandlungsfähig wurden, die bis vor kurzem noch abgelehnt wurden.

Magnetfeld beeinflußt die Fehlstellungen im Skelettbereich

Kieferanomalien stehen selten oder nie für sich allein, immer ist mindestens die Halswirbelsäule bzw. das ganze Skelett beteiligt. Hier setzt das Magnetfeld ein, indem es die Fehlstellungen im Skelettbereich durch die Energiezufuhr sanft beeinflußt. Eigentlich ist es der Körper selbst, der sich korrigiert, da ihm vom Magnetfeld nur energetisch geholfen wird, alle nervalen und organischen Normvorgänge in vorgegebener Weise durchzuführen. Damit geht die Wiederherstellung der korrekten, eventuell sogar gesteigerten Sauerstoffumverteilung und die Erhöhung der Zellmembranspannung auf bis zu 90 mV einher. Die Zelldipole werden von den physiologischen Frequenzen direkt angesprochen. Nicht zuletzt wird durch den gesteigerten Stoffwechsel bis hin zum Zellstoffwechsel eine Kreislaufaktivierung erbracht.

Einsatz bei Haltungsschäden

Da eine Kieferanomalie fast immer mit Haltungsschäden einhergeht, wird das Magnetfeld vorzugsweise auch dort zuerst eingesetzt. So wird meist zunächst der Atlas bestrahlt, was sich mehrfach auswirkt: der direkte und starke Einfluß auf die Wirbelkörper sowie auf die Gefäße und Lymphbahnen in diesem Bereich. Darüber hinaus wird im Randbereich das Kiefergelenk, das Gehirn und der Rachenraum mitbeeinflußt. Auch der gesamte Ohrbereich mit seinem Gleichgewichtssystem wird stimuliert. Erweiternd in dem Bereich der Wirbelsäule und der großen Gefäße und Muskeln wirkt dann der am Rücken angesetzte Flachapplikator. In seinem Randbereich liegen dann Hüfte, Schulter und innere Organe, denen eine sanfte Stimulation im Sinne der ganzheitlichen Behandlung zugute kommen kann.

Direkt im Kopfbereich wird mit nebeneinanderliegenden Applikatoren der Mund- und Rachenraum in seinem funktionalen Aufbau kräftig aktiviert, das heißt alles, was hier beeinflußbar ist.

Vom gefäßerweiternden Südpol werden der Zellaufbau mit allen Ionen- und Elektronenübergängen sowie die Zelldipole geradezu zur Aktivität gezwungen, was letztlich den Zellstoffwechsel erhöht. Punktdifferenzthermographisch (spezielles Diagnosegerät) kann nachgewiesen werden, daß bei vielen Patienten Blockaden vorhanden sind, die sich erst unter massivem Magnetfeldeinfluß langsam lösen und den Organismus für die energetischen Einflüsse des Magnetfelds zugänglich machen. Hier kann es auch wichtig sein, daß man mit Kopfdurchblutung arbeitet oder mit Süd-Südpol ein den Kopf insgesamt erfassendes Feld bildet.

Blockaden lösen sich erst unter massivem Magnetfeldeinfluß auf

Die inzwischen vieltausendfach erfolgreich erprobten Anwendungen in der Mund- und Zahnheilkunde lassen das Magnetfeld auch dort zum unentbehrlichen Helfer werden. Alle Wunden im Mundbereich sind unter dem Einfluß des die Heilung aktivierenden Südpolfeldes rasch und für den Patienten problemlos zur Abheilung bringen.

Beschleunigung der Wundheilung

Besonders im Bereich der postoperativen Nachsorge bei Extraktionen bewährt sich das richtig eingesetzte Magnetfeld hervorragend, indem es die sonst häufigen Schwellungen gar nicht erst entstehen läßt. In extrem kurzer Zeit ist die Wunde verschlossen und die Gefahr einer Infektion nicht mehr gegeben.

Postoperative Nachsorge bei Extraktionen

Die Anwendung des pulsierenden unipolaren Magnetfelds in der Kieferorthopädie eröffnet neue Mög-

Neue Möglichkeiten der Therapie

lichkeiten der Therapie, da hierdurch auch ein Einfluß auf die Stoffwechseldynamik des Kiefers erreicht wird. Mit Hilfe des Temperaturdifferenz-Meßgeräts nach Dr. Herrmann konnten diese Wirkungen im Kiefer-Gesichts-Bereich nachgewiesen werden.

Bisherige Therapiemaßnahmen

Bislang wurden in der Kieferorthopädie vorwiegend mechanische Kräfte und/oder Muskelwirkungen zur Umformung der Zahnbögen und Kiefer angewandt. Es wurden Druck- und Zugkräfte mit Federn, Schrauben und elastischen Zugelementen auf das Gebiß und Kauorgan gerichtet und dabei nicht bedacht, daß es auch andere und zum Teil wirksamere Kräfte gibt, die Formveränderungen im Kauorgan induzieren können. Für die Formveränderung im Organismus ist die Stoffwechselfunktion von ganz entscheidender Bedeutung.

Man weiß, daß mechanische, von außen gezielt eingesetzte Kräfte nur begrenzt Wirkung haben und häufig Rezidive beobachtet werden. Oft wird durch diese Druckkräfte der Stoffwechsel bestimmter Körperregionen noch zusätzlich beeinträchtigt. Nachdem schon in den 50er Jahren das strömende Formschaffen als wesentliches Formungsprinzip in die Kieferorthopädie eingeführt wurde, lag es nahe, weitere Überlegungen anzustellen, wie man das Strömungsgeschehen im Körper, in den Organen und Geweben beeinflussen kann.

Veränderungen im Kiefer- und Gebißbereich durch Beeinflussung des Lymphflusses

Es konnte gezeigt werden, daß durch Einflußnahme auf den Lymphfluß durch physikalische, chemische und sogar psychische Maßnahmen Veränderungen im Kiefer- und Gebißbereich möglich sind. Kieferorthopädie ist nicht allein Zahnrichtekunst mit mechanischen Apparaten, sondern vor allem ein Eingriff in das Wesen der Gestalt. Wer sich mit dem Gestaltproblem befaßt, muß sich mit der Bedeutung und Wirkung von Feldern beschäftigen. Es gibt Gravitationsfelder, elektrische und magnetische Felder, und man nimmt auch die Existenz sogenannter biologischer Felder an.

In der Kieferorthopädie geht es um die Umformung der Kieferknochen. Dazu ist ohne Zweifel eine Stoffwechselbeeinflussung nötig. Man ging bisher davon aus, man könne während der Wachstumsphase auch das Wachstum der Kiefer beeinflussen. Das ist selbstverständlich möglich, aber daß nach Abschluß des Längenwachstums noch Kieferumformungen möglich sind, wurde zumindest in bezug auf die Bißverschiebung angezweifelt. Auch die Notwendigkeit der Extraktionstherapie wird mit mangelndem Wachstum begründet oder mit genetisch bedingten zu kleinen Kiefern und zu großen Zähnen. Wo ist bis heute bewiesen, daß es Gene für die Größe der Zähne oder Kiefer gäbe?

Hypokinetosen

Meist handelt es sich bei den Kieferanomalien vor allem um das Krankheitsbild der *Hypokinetosen,* eine Energiemangelerscheinung. Durch Druck und Zug allein ist der Energiemangel des Organismus nicht zu beeinflussen. Die bisherigen Maßnahmen können daher nur Symptome beeinflussen. Aus allgemeinmedizinischer Sicht muß eine derartige Therapie als Symptombehandlung bezeichnet werden.

Indikationen für die Magnetfeldtherapie

Als Indikationen für die Magnetfeldtherapie haben sich insbesondere ergeben:

- Lückenöffnugen,
- Kieferentwicklung in sagittaler und transversaler Richtung,
- Bißverschiebungen,
- Schließen von offenen Bissen,
- HWS-Syndrome,
- Kiefergelenkserkrankungen,
- Lockerung von Zähnen,
- druckempfindliche Zähne durch Überlastungen,
- Sinusitiden (Nebenhöhlenvereiterungen),
- Lymphstauungen im Gesichts- und Halsbereich.

Man kann Süd- und Nordpol kombiniert anwenden. Das geschieht vor allem nach operativen Eingriffen. Dabei wird meist zum Sedieren zuerst der Nordpol 5 Minuten, dann für den Aufbau und die Stoffwechselsteigerung der Südpol 5–8 Minuten verwandt.

Die Anwendung der Magnetfelder erfolgte bisher hauptsächlich als Ergänzung zur sonst üblichen kieferorthopädischen Behandlung. Dabei konnte beobachtet werden, daß die Magnetfeldtherapie die Behandlungsdauer wesentlich reduzierte. Auch sonst schlecht reagierende Lückenöffnungen zeigten bei zusätzlicher Magnetfeldanwendung wieder normale Reaktionen.

Zusatz- und Ergänzungstherapie

Die Magnetfeldtherapie ist bei rein kieferorthopädischer Behandlung vor allem als Zusatz- und Ergänzungstherapie sinnvoll. Gelockerte Zähne und schmerzhafte Zähne durch Fehlbelastung können allein mit dem Magnetfeld zur Heilung kommen.

Die Magnetfeldtherapie in der Kieferorthopädie ist eine wertvolle Unterstützung in der ganzheitsbezogenen Therapie. Ihr Einfluß ist vor allem in einer gezielten Stoffwechselaktivierung zu sehen. Vollwertkost, Lymphtherapie, Physiotherapie, Psychotherapie und die apparative Kieferorthopädie stellen zur Zeit mit der Magnetfeldtherapie eine sinnvolle Einheit dar.

Magnetfeldtherapie bei Prostataerkrankungen

Aus Erfahrungsberichten des Arbeitskreises Magnetfeldtherapie Deutschland in Lindenberg zitiere ich folgende Beispiele:

Beispiele

Prostataerkrankungen mit Harnröhrenverschluß bei Patienten zwischen 50 und 77 Jahren, teilweise inoperabel, Katheterpatienten.

Es wurde ausnahmslos der rektal einzuführende Sonderapplikator in Verbindung mit einem Standardapplikator eingesetzt, um eine gute Feldgeometrie zu erhalten. Durch die beiden Applikatoren wurde erreicht, daß an der Prostata ein klar abgegrenztes Südpolfeld mit 8 Hz und etwa 150 Gauß entstand. Der 2., oberhalb des Penis angelegte Applikator hatte nur die Aufgabe, das Feld des 1. Applikators auf die Prostata zu richten.

Die Patienten wurden 2mal täglich 5–15 Minuten klinisch behandelt. Bis auf 1 Patienten, bei dem auch diese Behandlung nicht ansprach, wurden alle Patienten (bisher 12) katheterfrei.

Die Restharnmengen blieben im Rahmen des üblichen. Harndrang ohne Entleerungsmöglichkeit wurde nicht mehr beobachtet. Der Beobachtungszeitraum erstreckte sich auf 8 Monate.

Magnetfeldtherapie in Kombination mit Akupunktur

Die orthodoxe Therapie besteht aus Medikation und Operation. Sie ist daher ziemlich krisenorientiert.

Patienten in der Naturheilpraxis

In der Naturheilpraxis haben die meisten Behandler das Problem, daß sie von Patienten aufgesucht werden, die bislang »bestens« nach orthodoxer Art versorgt wurden. Nach Behandlung eines Patienten – sei es mit intensiven Pharmaka oder operativ – scheint sich die Resistenz (Widerstandsfähigkeit) gegen Krankheiten beträchtlich zu verringern. Die Ansprechfähigkeit auf natürliche Methoden wird hierdurch beeinträchtigt.

Neue Wege suchen

Aufgrund dieser Überlegungen habe ich nach anderen Methoden und Anwendungsmöglichkeiten gesucht, die den Patienten ansprechfähiger machen und seine Gesundheit verbessern. In meiner Praxis habe ich festgestellt, daß andere bei ambulant behandelten Patienten angewandte Methoden, wie Chiropraxis, Homöopathie, alimentäre Behandlung oder auch Akupunktur (in ihren verschiedenen Formen), durch die Magnetfeldtherapie beträchtlich wirksamer gemacht werden können.

Kombinierte Magnetfeld-Akupunktur-Therapie

Ich möchte dies anhand einer neuen kombinierten Magnetfeld-Akupunktur-Therapie nachweisen.

Medizinischen Überlieferungen aus dem alten China ist zu entnehmen, daß »Energie« in 12 definierten Meridianen (»Energiestraßen«) permanent im Körper zirkuliert. Insbesondere dem harmonischen Zusammenspiel der Kräfte Yin und Yang wird der ideale Gesundheitszustand zugeschrieben. Die Akupunktur gilt als eine Regulationstherapie zum Ausgleich disharmonischer Yin-Yang-Konstellationen.

Yin und Yang

Die klassische Akupunktur trägt dieser Erkenntnis durch die Anwendung verschiedener Naturmaterialien Rechnung. So werden Mangelzustände (Yin) mittels

Goldnadeln gekräftigt und Überschüsse (Yang) mit Silbernadeln beruhigt.

Im übertragenen Sinne werden also beim Yin-Mangel durch die Goldnadeln Energien zugeführt, beim Yang-Uberschuß durch die Silbernadeln Energien abgebaut.

Suchtpunkte am Ohr

Bei der Behandlung der Suchtpunkte am Ohr habe ich gute Erfolge mit der zeitgleichen Anwendung der kleinen Applikatoren auf Fahrstativ und einer großen Rundspule. Die Dauer der Anwendung sollte für beides 30 Minuten nicht übersteigen.

Raucherentwöhnung

Bei der Raucherentwöhnung steche ich die Ohr-Akupunkturpunkte und lasse den Patienten 30 Minuten in der großen Rundspule liegen. In schwierigen Nikotinfällen injiziere ich Rubinia-Ampullen (Fa. Pharmakon) und verschreibe meine Tropfenmischung zur Entgiftung.

Freßpunkte am Ohr

Bei der Behandlung der Freßpunkte am Ohr gehe ich wie bei Rauchern vor. Als Injektionen haben sich Lymphaden (Fa. Hevert), Zell-Injektion (Fa. Pharmakon), Nier I und II (Hevert) u. a. bewährt. Zur oralen Verabreichung kommen meine Tropfenmischungen (s. Seite 95) sowie Alen und orthomolekulare Substanzen zur Anwendung.

Alles in allem habe ich mit der Kombination aus Magnetfeldtherapie und Akupunktur in Richtung bessere Ansprechfähigkeit und Gesundheit der Patienten gute Erfahrungen gemacht.

Magnetfeldtherapie in der Pferdeheilkunde durchgeführt mit dem elecsystem-Magnetfeldtherapiegerät

Von Dr. Hermann Focke

Historisches

Das Pferd ist, verglichen mit anderen Haustieren, verhältnismäßig spät domestiziert worden. Der Mensch machte sich das Pferd erst zwischen dem 6. und 3. Jahrtausend v. Chr. als Haustier zunutze.

Xenophon

Xenophon (4. Jh. v. Chr.) gibt in seiner Schrift »Über die Reitkunst« bereits detaillierte Angaben darüber, wie man Erkrankungen und Verletzungen am Bewegungsapparat des Pferdes durch vorbeugende Maßnahmen verhindern und durch verschiedene Therapiemaßnahmen beheben oder lindern kann.

Roß-Arzneibuch

Im deutschen Schrifttum finden wir im 13. Jahrhundert in Albrants Roß-Arzneibuch sehr genaue Beschreibungen verschiedener Pferdekrankheiten und deren Behandlung. Die ersten Tierarzneischulen (1760 in Lyon und 1778 in Hannover) wurden gegründet, um die Betreuung der Pferdebestände der damaligen Armeen zu verbessern.

Armeepferde

Die Pferdezucht wurde weitgehend beeinflußt von der Brauchbarkeit für die Kriegsführung. Die Ritterzeit verlangte ein schweres Pferd, einen Kaltbluttyp, und die Erfindung des Schießpulvers edle, gängige Pferde, die durch Zuführung von orientalischem sowie seit dem 19. Jahrhundert von englischem Vollblut aus den verschiedenen Landrassen heraus gezüchtet wurden.

Mit dem Ende des 1. Weltkriegs hatte das Kavalleriepferd für die Militärs an Bedeutung verloren. Seit der Mitte des 19. Jahrhunderts wuchs der prozentuale Anteil der schweren Arbeitspferde, die in der Landwirtschaft und Industrie eingesetzt wurden, gegenüber dem leichten Kavalleriepferd, und besonders zwischen den beiden Weltkriegen überwog der Anteil der Arbeitspferde.

Dies änderte sich grundlegend nach dem Zweiten Weltkrieg durch die starke Motorisierung des Transportwesens und der Landwirtschaft. Die Entwicklung vom landwirtschaftlichen Nutztier zum reinen Sport- und Freizeitpferd verlief und verläuft für den Veterinärmediziner nicht ohne Probleme.

Freizeitpferde leiden unter Bewegungsmangel

Früher mußten die Pferde mit Ausnahme von Sonn- und Feiertagen täglich bis zu 10 Stunden lang arbeiten. Heute leiden Sport- und Freizeitpferde ähnlich wie der moderne Mensch unter Bewegungsmangel. In der Regel stehen Sportpferde 23 Stunden täglich in einer 9–12 qm großen Box mit dem Kopf zur Wand. In unserer schnellebigen Zeit nimmt man sich kaum noch Zeit, dem Pferd das Training angedeihen zu lassen, das seinem Bewegungsbedürfnis entspricht. Heute werden Sportpferde zu früh und in zu kurzer Zeit an Aufgaben herangeführt, denen sie aufgrund ihrer Konstitution und Kondition nicht gewachsen sind.

Unbefriedigendes Training

Schäden am Bewegungsapparat

Daraus resultieren vor allem Schäden am Bewegungsapparat, wobei je nach Nutzungsart des Pferdes besondere Prädilektionsstellen (Stellen mit bevorzugter Symptomatik) festzustellen sind, beispielsweise bei Springpferden Erkrankungen der Beugesehnen sowie Arthrosen an den vorderen Zehenendgelenken, bei Militarypferden Schäden an den Beugesehnen sowie am Fesselträger der Vordergliedmaßen und bei Trabern Arthrosen an den Zehenendgelenken, Beugesehnenschäden, Griffelbeinfrakturen – vorwiegend als Ermüdungsfrakturen – sowie Spat.

Während Tierseuchen, wie Rotz oder infektiöse Anämie, weitgehend ausgemerzt sind und Infektionen durch moderne Chemotherapeutika oder Immunprophylaxe bekämpft werden können, sind akute wie chronische Sehnen- und Gelenkerkrankungen im Steigen begriffen. Diese Tatsache ist darauf zurückzuführen, daß man heute, wie gesagt, zu früh und mit einem zu intensiven Training immer größere Anforderungen an die Sportpferde stellt. Hinzu kommt, daß im Bereich der Gliedmaßen durch die anatomisch bedingten statischen Gegebenheiten ständige Irritationen den Heilprozeß ungünstig beeinflussen und bei akuten sowie subakuten (weniger heftig verlaufenden) Prozessen die erkrankte Gliedmaße nicht genügend ruhiggestellt werden kann.

Trainingsausfall bei chronischen Erkrankungen

Im Falle chronischer Erkrankungen müssen Pferde bei herkömmlichen Behandlungsverfahren, wie Einreibungen zur Verstärkung der Durchblutung nach Nervenverletzungen oder Sehnensplitting, wochen- und monatelang aus dem Training genommen werden.

Nebenwirkungen durch Kortison

Daher erhoffte man sich mit der Einführung der Kortisone in die Praxis einen großen Sprung nach vorne. Anfängliche Euphorie ist aber inzwischen einer nüchternen Betrachtungsweise gewichen: Eine zunächst schnellere Heilung wird nicht selten erkauft durch häufige Rezidive (Rückfälle) und die hinlänglich bekannten Nebenerscheinungen von Kortikosteroiden.

Alternative: Magnetfeldtherapie

Mehr oder weniger frustriert, stoßen deshalb immer mehr Tiermediziner auf die Magnetfeldtherapie. Die Wirkungsweise dieses biophysikalischen Behandlungsverfahrens war zunächst nicht ausreichend klar, und erst die Arbeiten von Warnke (1980) sowie Warnke und Altmann (1979) konnten hier eine weitgehende Klärung bringen. Es ist bekannt, daß bei verschiedenen Erkrankungen die Grenzflächenpotentiale der Zellen im Organismus gegenüber dem Normalwert verändert sind.

Magnetfelder erreichen jede Zelle

Magnetfelder durchdringen im Gegensatz beispielsweise zu elektrischem Strom den Körper vollständig und erreichen somit jede Zelle.

Beeinflussung der Ionen

Die in den Zellen und dem kolloidalen System vorhandenen Ionen, die magnetisch beeinflußbar sind, werden im Takt der sie durchflutenden Magnetpulsation beeinflußt. Dies führt zum einen zu einer Regeneration des erkrankten Gewebes, zum anderen durch Öffnung und Dilatation (Erweiterung) der Arterien, Arteriolen und Kapillaren sowie durch Schließung von Anastomosen (Verengungen) zu einer besseren Durchblutung im behandelten Körperbereich.

Warnke konnte 1980 nachweisen, daß der Sauerstoffpartialdruck im Durchschnitt um 200 % gegenüber dem

Ausgangswert ansteigt, wenn pulsierende Magnetfelder mit bestimmter Intensität und Frequenz einwirken.

Die Skepsis der meisten Tiermediziner weicht, wenn erste Behandlungsversuche an ausgesuchtem Patientengut durchgeführt und überraschende Therapieerfolge erzielt werden.

Meist wird zunächst auf die in der Humanmedizin gebräuchlichen Magnetfeldapplikatoren-Rundspulen und Streufeldapplikatoren zurückgegriffen.

Da die Anwendung dieser Applikatoren aufgrund der anatomischen Gegebenheiten beim Pferd Schwierigkeiten bereitet – zum einen stellt ein Pferd seine Beine nicht ohne weiteres in eine Rundspule, zum anderen ist die Behandlung von 2 oder 4 erkrankten Gliedmaßen sehr zeitaufwendig –, wurden Therapiegamaschen entwickelt, die jedem Pferd ohne Probleme angelegt werden können und durch die eine Behandlung wesentlich einfacher und in kürzerer Zeit durchgeführt werden kann.

Therapiegamaschen

Inzwischen konnten bei über 2500 Pferden Erfahrungen mit der Magnetfeldtherapie gesammelt werden, wobei diese Therapie vor allem bei folgenden Erkrankungen eingesetzt wurde:

Über 2500 Pferde wurden behandelt

Einsatzgebiete

- degenerativen Erkrankungen des Stütz- und Bewegungsapparates;
- Brüchen;
- akuten und chronischen Sehnen- und Sehnenscheidenentzündungen;
- Sehnenfaserzerreißungen (Niederbruch);
- Verdrehungen, Verzerrungen, Kontusionen (Quetschungen) und Luxationen (Verrenkungen);
- Lahmungen;
- chronischen Gelenkserkrankungen;
- Hämatomen und verzögerter Wundheilung;
- Erkrankungen im Rücken- und Lendenwirbelbereich;
- Durchblutungsstörungen.

Wie bereits erwähnt, können bei Pferden keine Placebo-Effekte erzielt werden. Der Therapieerfolg ist einmal ab

Keine Placebo-Effekte

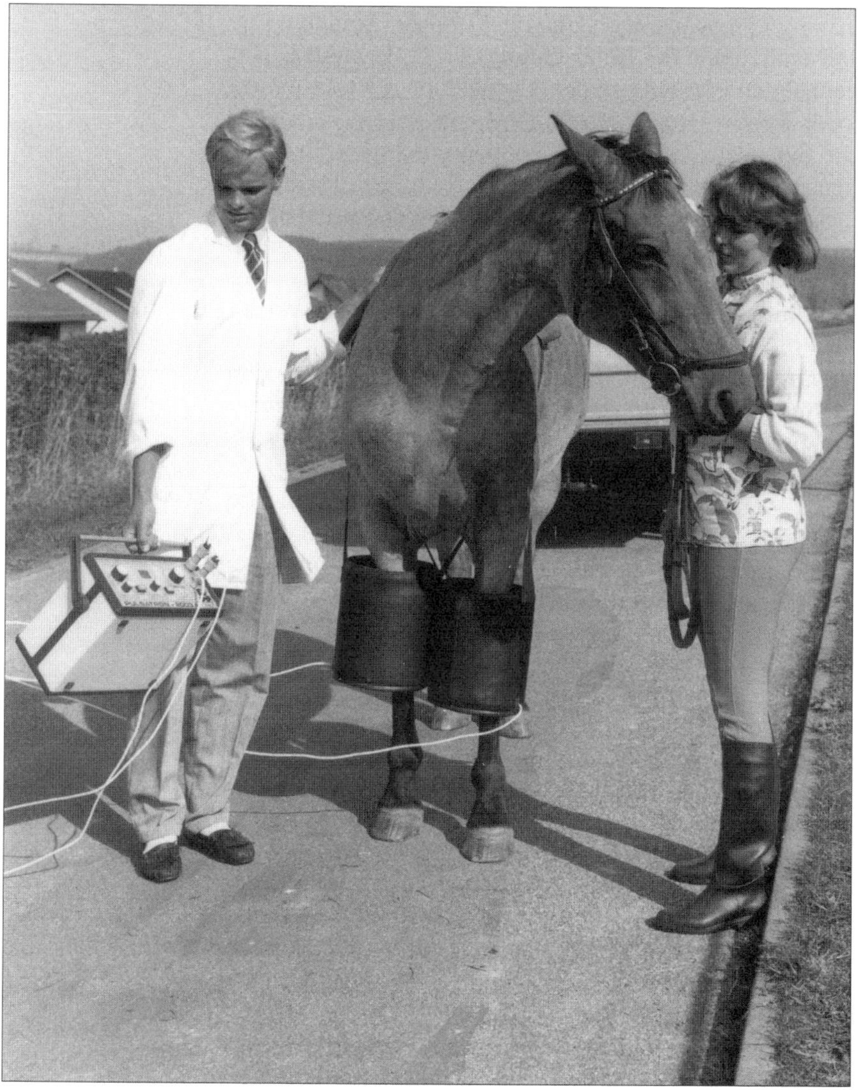

hängig von der exakten Diagnose und zum anderen sehr wesentlich von der Beobachtung der Reaktionslage des jeweiligen Pferdes und der davon abhängigen Erhöhung oder Senkung von Intensität und Frequenz.

Unterschiedliche Frequenzen bei gleicher Indikation

Bei gleicher Indikation können unterschiedliche Intensitäten und Frequenzen erforderlich sein. Besonders bei subakut bis chronischen Gliedmaßenerkrankungen ist eine genaue Beobachtung der Reaktionen erforderlich. Von dem »Feeling« des Therapeuten ist der Behandlungserfolg sehr stark abhängig.

Grundsätzlich kann gesagt werden, daß bei akuten Prozessen geringe Intensitäten und niedrige Frequenzen und bei chronischem Geschehen höhere Einheiten anzuwenden sind.

Therapie-empfehlungen

So sollte bei akuten Prozessen in der Regel mit 20–30 Gauß und 5 Hertz begonnen werden, bei chronischen Zuständen mit 50 Gauß und 10 Hertz; nach jeweils 4–5 Behandlungstagen kann erhöht werden. Bei täglich einmaliger Anwendung behandelt man 15 Minuten lang, bei täglich zweimaliger Anwendung jeweils 10 Minuten.

Nicht bei infektiösen Prozessen anwenden

Bei infektiösen Prozessen sollte die Magnetfeldtherapie nicht oder nur unter antibiotischem Schutz durchgeführt werden, da es sonst zu einer Stimulierung der Infektionserreger kommt.

Jüngere Pferde

Jüngere Pferde (bis etwa 10 Jahre) sprechen besonders gut auf Magnetfeldtherapie an. So gehen beispielsweise etliche Pferde, die wegen arthrotischer Veränderungen an Zehenendgelenken und Sprunggelenken behandelt wurden, seit über 2 Jahren ohne Nachbehandlung erfolgreich im Sport.

Ältere Pferde

Bei einigen älteren Pferden mit starken Gelenks- oder Sehnenerkrankungen war eine Nachbehandlung nach etwa 6 Monaten notwendig. Mehrere ältere Spitzenspringpferde (12–18 Jahre), die nur noch unter Schmerzmitteln gehen konnten, waren nach Absetzen des Analgetikums bis zu 6 Monate lang lahmungsfrei.

Verglichen mit den im humanmedizinischen Schrift-

Weniger Behandlungen als bei Menschen

tum gemachten Angaben kommt man in der Regel beim Pferd mit weniger Behandlungen zum Erfolg. So sind bei akuten Sehnenentzündungen etwa 8–10 Behandlungen, bei chronischen Sehnen- und Gelenkaffektionen etwa 12–20 Behandlungen erforderlich. Hervorzuheben ist, daß die Pferde vom 1. Behandlungstag an auch bei gering- bis mittelgradiger Lahmung bewegt werden können. Damit ist der Trainingsausfall wesentlich geringer als bei herkömmlichen Behandlungsverfahren, wie Blistern, Splitten oder Brennen.

Keine Bewegungseinschränkung

Klinische Untersuchungen

Um die bisher erzielten empirischen Erkenntnisse und Behandlungserfolge zu objektivieren, wurden von der Universität Saarbrücken in Zusammenarbeit mit 2 Pferdekliniken umfangreiche Untersuchungen über Sauerstoffpartialdrucke, Durchblutungssteigerungen sowie hämatologische, enzymatische und histometrische (Blut-, Ferment- und Gewebe-) Untersuchungen durchgeführt.

Bei 10 Pferden wurden in der von Warnke und Altmann 1979 beschriebenen Weise Thermographiemessungen durchgeführt. Bei 9 Pferden konnte während der Magnetfeldbehandlung eine deutliche Durchblutungssteigerung nachgewiesen werden. Pferd zeigte keinerlei Reaktion. Bei diesem stellte sich nachträglich heraus, daß es mit einem Depot-Kortison behandelt worden war.

Versuche, den Sauerstoffpartialdruck beim Pferd transkutan (über die Haut) zu messen, scheiterten; wahrscheinlich wegen der wesentlich stärkeren Hautdicke des Pferdes. Blutige Messungen von 8 Pferden ergaben bei 7 Pferden einen deutlichen Anstieg des Sauerstoffpartialdrucks nach Magnetfeldbehandlung. Bei 1 Pferd blieb der Druck konstant; es handelte sich um das kortisonbehandelte Pferd.

Um zu prüfen, ob bei Hochleistungspferden im Training noch Leistungsreserven freigesetzt werden können, wurden ferner 1981 auf der Trabrennbahn in Gelsenkirchen 20 Traber 2 Wochen lang täglich mit Magnetfeldtherapie behandelt, und zwar in einem eigens für diese Zwecke konstruierten Therapieanhänger. Zum

Versuche mit Trabern

Vergleich wurden 16 unbehandelte Traber herangezogen, die sich ebenfalls im Training befanden.

Uneinheitliche Ergebnisse

Es muß zugegeben werden, daß die Untersuchungsergebnisse sowohl bei behandelten als auch bei unbehandelten Trabern uneinheitlich waren. Auch Best weist in neueren Arbeiten darauf hin, daß die Angaben in der Literatur über die »Normalwerte« von Blutparametern bei Vollblütern und Trabern teilweise voneinander abweichen. Dies liegt einmal begründet in der unterschiedlichen Methodik, zum anderen konnte, wie auch andere Autoren beschrieben haben, festgestellt werden, daß beispielsweise der Mineralstoffgehalt im Blutserum von einer Reihe verschiedener Einflußfaktoren, wie Trainingsbelastung, Alter, Fütterung und kurzfristig auftretender Erregungszustände, abhängig ist.

Trotz der angeführten Schwierigkeiten werden nach Verbesserung der Methodik die Untersuchungen an einem möglichst standardisierten Patientengut fortgesetzt werden.

Fallbeispiele

Militarypferd

Militarypferd (10jähriger Wallach) mit Sehnenschäden vorne beidseits. Nachdem herkömmliche Behandlungsverfahren keine wesentliche Besserung brachten, wurde Magnetfeldtherapie angewandt. Tägliche Behandlung 15 Tage lang.

Nach kontinuierlichem Trainingsaufbau ging das Pferd in den vergangenen 3 Jahren insgesamt 12 Vielseitigkeitsprüfungen bis Klasse S und war mehrmals schnellstes Pferd auf der Rennbahn und in der Querfeldeinstrecke. Im Oktober 1980, nach internationaler Military, Fesselträgerschaden vorne links. Das Pferd wurde anschließend bei mäßiger Bewegung 3 Wochen magnetfeldtherapiert und ging in der Saison 1981 ohne Probleme 4 Vielseitigkeitsprüfungen der Klassen M und S.

Traberhengst

6jähriger Traberhengst mit Sehnen- und Gelenkveränderungen vorne beidseits. Das Pferd wurde mit herkömmlichen Verfahren behandelt und ging 2 Jahre lang kein Rennen mit Erfolg. Nach Magnetfeldtherapie (September/Oktober 1980) ab Ende November 1980 noch 18 Starts, davon l5mal 1.–3. Platz.

Springpferd

Spitzenspringpferd (9jähriger Wallach) konnte wegen Lahmung vorne beidseits die gesamte grüne Saison 1980 nicht eingesetzt werden.3monatigerWeidegang bis Herbst 1980; Lahmung nur unwesentlich gebessert. Magnetfeldtherapie über 3 Wochen (20 Behandlungen), danach kontinuierlicher Trainingsaufbau. Das Pferd gewann im Januar/Februar 1981 allein 4 S-Springen.

Springpferd

Springpferd (10jähriger Wallach) mit akuter Sehnen- und Sehnenscheidenentzündung vorne links und mittelgradiger Lahmung. 10 Tage vor nationalem Hallenreitturnier Magnetfeldtherapie; nach 4 Tagen mäßige Bewegung in Schritt und Trab, am 6. Tag lahmungsfrei, am 10. Tag nach Belastung beschwerdefrei. Testeinsatz in einem M-Springen, das gewonnen wurde; auch danach ohne Beschwerden. Das Pferd ging anschließend auf dem gleichen Turnier 3 S-Springen, war 1., 5. und 2. im »Großen Preis« und insgesamt erfolgreichstes Springpferd des Turniers.

Springpferd

Springpferd (7jähriger Wallach) mit einer eitrigen Sehnenscheidenentzündung hinten links (Gabelstichverletzung). Therapieversuche mit hohen Antibiotika- und Kortisongaben führten zu keiner Besserung der hochgradigen Lahmung mit starker Störung des Allgemeinbefindens. Das Pferd wurde bereits vom Besitzer der Versicherung übergeben. Magnetfeldtherapie über 4 Wochen (zunächst mit geringer Dosierung: 20 Gauß und 5 Hertz). Nach 2 Wochen leichtes Bewegen im Schritt, nach 3–4 Wochen völlige funktionale Wiederherstellung. Das Pferd geht wieder erfolgreich im Springsport.

Dressurpferd

Dressurpferd (8jähriger Wallach) mit Hangbeinlahmheit vorne links und Problemen im Rücken- und Lendenwirbelbereich. Das Pferd wurde während der Hallensaison 1980/81 bei mehreren Dressurprüfungen wegen unreiner Gangart aus der Wertung genommen. Behandlung über 3 Monate – darunter in 2 Pferdekliken – mit herkömmlichen Methoden brachte keine Besserung. Im Mai 1981 Magnetfeldbehandlung des Schulterbereichs sowie der Rücken- und Lendenpartie über 3 Wochen. Das Pferd gewann inzwischen mehrere M-Dressur-Prüfungen und war 2. und 3. in der Klasse S.

Magnetfeldtherapie und homöopathische Komplexmittel nach eigenen Rezepten

Zu jeder Magnetfeldbehandlung gehört in meiner Naturheilpraxis die Verordnung von Pflanzenextrakten in entsprechend notwendiger Verdünnung. Nach nunmehr 20jähriger Erfahrung habe ich für meine Praxis spezielle Mittel mischen lassen, die hervorragende Erfolge bringen.

Lymphsystem

Folgende Substanzen sind unbedingt zur Regulation des lymphatischen Systems vor und nach jeder Magnetfeldanwendung einzunehmen:
Carbo animalis D 12, Condurango D 6, Conium D 4, Sepia D 12, Silicea D 12, Thuja D 4 zu gleichen Teilen a 10 g in 100 g (Tropfenmischung à 100 ml).

Die wesentlichen Aufgaben des Lymphsystem werden allzu oft unterschätzt. Nicht nur der arterielle Zufluß von sauerstoffreichem Blut und der mit Stoffwechselabfallprodukten angereicherte venöse Abfluß sind wichtige Voraussetzungen im Heilungsprozeß, sondern auch der Lymphstrom.

Dieser extrazellulär verlaufende »Strom« wird nur durch Bewegung (Muskelkontraktionen) und ausreichende tägliche Trinkmengen (mindestens 2 Liter) am Laufen gehalten. Er transportiert u.a. die durch Gallensäfte emulgierten Fette.

Oft haben wir Stauungen und Schwellungen nach Entfernung von lokalen Lymphknoten nach einer Krebsoperation. Auch bei diesen Symptomen hilft die Magnetfeldtherapie hervorragend, weil sie die Mikrozirkulation und Muskelkontraktionen unterstützt. Ein deutliches Abschwellen bei Lymphstauungen ist sichtbar.

Entzündungsschmerzen

Im sog. rheumatischen Formenkreis oder bei einer Arthritis ist es wichtig, zusätzlich zur Bestrahlung entzündungshemmende und abschwellende Substanzen zu verabreichen. Die folgenden erscheinen mir besonders wichtig und haben sich in meiner Praxis bewährt:

Aconitum D 4, Carduus benedictus D 4, Equisetum arvense D 4, Geranium maculatum D 4, Sempervivum D 4, Thlapsi bursa pastoris D 4, Verbascum D 4 zu gleichen Teilen a 10 g in 100 g (Tropfenmischung à 100 ml). Dosierung: Im akuten Entzündungsstadium müssen 5mal 10 Tropfen bis maximal stündlich 5 Tropfen eingenommen werden.

Magen-Darm-Störungen

Insbesondere beim Managersyndrom, bei Magenschleimhautentzündung und nervösen Dickdarmbeschwerden (Colon irritabile) haben sich die folgenden Substanzen bewährt:

Carbo animalis D 12, Carbo vegetabilis D 12, Chamomilla D 4, Nux vomica D 4 zu gleichen Teilen à 10 g in 100 g (Tropfenmischung à 100 ml).

Etwa 15–20 Minuten vor der Magnetfeldbestrahlung in 1/4 l Wasser gegeben, beschleunigt die Mischung den Heilerfolg. Eine Tonisierung (Harmonierung) aller innersekretorischen Drüsen und Botenstoffe ist die Folge.

Leberbedingte Beschwerden

Viele Patienten haben einen gestörten Stoffwechsel (Metabolismus): Es fehlen wichtige Aminosäuren und Katalysatoren des Zitronenzyklus. Darunter versteht man allgemein gesprochen den steten Auf- und Abbau von innersekretorischen Hormonen, die für die Nahrungsaufspaltung und Ausscheidung wichtig sind.

Aus der traditionellen chinesischen Medizin ist bekannt, daß alle Organe zu relativ festen Zeiten (Tages- und Nachtrhythmen) bestimmte Sekrete aufbauen und abgeben. In der Leber sind dies z. B. derzeit 23 bekannte Aminosäurenverbindungen.

Folgende Substanzen helfen bei der Regulation:

Berberis vulgaris D 4, Carduus marianus D 4, Chelidonium D 4, Leptandra D 4, Podophyllum D 4 zu gleichen Teilen à 10 g in 100 g (Tropfenmischung à 100 ml).

Meine Praxisspezialität Hanuhep 3mal täglich 15 Minuten vor dem Essen sowie vor und nach jeder Magnetfeldbestrahlung eingenommen, hilft schnell, metabolische Abläufe harmonisch zu stimulieren. Laborkontrollen beweisen es.

Knochenschmerzen

Um Wiederholungen zu vermeiden, verweise ich auf die Seiten oo ff. und auf die orthopädischen Fallschilderungen (Seite oo f.).

Folgende Substanzen haben sich in meiner Praxis bewährt:
Calcium carbonicum D 12, Hepar sulfuris D 12, Kalium jodatum D 6, Silicea D 12 zu gleichen Teilen à 10 g in 100 g (Tropfenmischung à 100 ml).

Magnetfeldtherapie und die Knochen-Spezialitätenmischung garantieren eine wesentlich beschleunigte Kallusbildung sowie erhebliche Linderung von Osteoporoseschmerzen.

Wechseljahre der Frau

Vielfältige Störungen im weiblichen Organismus, besonders in den Wechseljahren, bis zu Senkungsbeschwerden sprechen auf die Magnetfeldtherapie und die Begleitmischung folgender Substanzen besonders gut an:
Caulophyllum D 4, Cimicifuga D 4, Lilium tigrinum D 4, Sepia D 12 zu gleichen Teilen à 10 g in 100 mg (Tropfenmischung à 100 ml).

Gerade die begleitende Medikation zu einer Magnetfeldtherapie bringt erstaunlich gute Resultate. Nicht jede Frau verträgt die Hormonpräparate aus der Allopathie. Die Beschwerdebilder der heutigen Frauen in den Wechseljahren sind oft viel feinschichtiger und feinfühliger.

Diese Befindensstörungen widersprechen häufig der sogenannten »allgemein herrschenden Lehre«, was auch immer dies bei genauer Betrachtung bedeuten soll.

Anwendungsempfehlungen der Magnetfeldtherapie

Wie schon im vorangegangenen Kapitel ausgeführt, werden in meiner Naturheilpraxis generell medikamentöse und notwendige begleitende Injektionen zur Magnetfeldtherapie verabreicht.

Die Erkrankungsbilder und die Reaktionen der Patienten haben sich in den letzten Jahren zum Teil stark geändert, so daß immer eine fachmännische Diagnoseerhebung und Aufstellung eines individuellen Therapieplans zu erfolgen hat.

Kontraindikationen

Herzschrittmacher, Schwangerschaft, jugendlicher Diabetes, akute Blutungen und schwere Herzleiden.

Angstzustände

Möglichst mindestens 3mal täglich je 10 Minuten, z. B. mit dem handlichen Pulsatron 2002 A portable in Heimbehandlung – mit vorheriger ausführlicher Einweisung.

Als besonders vorteilhafte psychologische Stütze hat sich dabei bewährt, daß der Patient das sichere Gefühl der jederzeitigen Heimanwendung hat. Oft genügt schon diese Sicherheit, um Anfallsleiden (z. B. Migräne) zu beherrschen oder aber erheblich weniger stark auftreten zu lassen.

Apoplexie (Schlaganfall)

Gerade bei der nachklinischen ambulanten Behandlung von Schlaganfällen, die vom Patienten subjektiv als sehr angstbesetzt gegenüber einem Wiederholungsfall empfunden wird, hat sich die Magnetfeldtherapie einen festen Platz – gerade auch in Naturheilpraxen – gesichert. Es stellte sich dabei heraus, daß eine Anwendung in der Praxis unter Aufsicht des Behandlers und mit dessen individuellen Informationen, insbesondere über die Wirkmechanismen, zu einer wesentlich schnelleren Besserung führten. Gerade die

Kenntnisse über die physikalischen Grundlagen der Magnetfeldtherapie nach einem Schlaganfall sind wichtige Teilaspekte beim Abbau der Angst vor dem möglichen 2. akuten Anfall.

Als Dosierung hat sich bewährt:
Die Einstellungsfrequenz 10 (bei einer Pulsamed-Großanlage) und mindestens 20–25 Minuten Dauer; anfangs 3mal wöchentlich, später 2mal wöchentlich, nach 3 Monaten nur noch 1 mal wöchentlich 25 Minuten.

Arthritis

Das breite Spektrum der Arthritiden unterschiedlichster Entstehung reagiert erfreulicherweise sehr schnell auf die Magnetfeldtherapie. Die Pulsamed-Großanlage hat sich durch das breite Spektrum der Basisfrequenz mit Feldänderungen (z. B. einen progressiven Anstieg der Feldintensität) bewährt.

Eine Einstellung auf Frequenz 12 (alternativ 45) und eine Dauer von 20 Minuten zeigen signifikante Erfolge.

Aber auch die Rundspule mit tragbarem Steuergerät von B.M.S. genügt und hat sich bei Hausbesuchen bestens bewährt.

Arthrose

Degenerative Veränderungen sind mit der Einstellung Frequenz 60 und 25 Minuten Dauer schnell schmerzfrei zu bekommen. Da es sich in der Regel um eine chronische Erkrankung handelt, ist eine Anwendung in der Praxis (oder mit einem Heimgerät zur Miete) sowie an den »praxisfreien Tagen« eine Heimbehandlung mit dem Pulsatron 2002 A (mit tragbarem Steuergerät) täglich 3 x 10 Minuten eine sinnvolle schmerzlindernde Maßnahme, die zudem noch Behandlungskosten einspart.

Asthma bronchiale

Mit der Frequenz 8 und einer Dauer von 15 Minuten können hier als schmerzlindernde Maßnahme, in Verbindung mit einer homöopathischen Mischinjektion, Spontanerfolge noch in der Praxis erzielt werden. Der meist sehr aufgeregt und ängstlich in die Praxis kommende Asthmapatient geht nach klassischer Injektion von einem Euphyllinpräparat und Psychoneuroticum (Fa. Pharmakon) sowie anschließender Magnetfeldbehandlung ruhig und entspannt nach Hause.

Bandscheibenleiden

Die immer zahlreicher werdenden »Bandscheibenpatienten«, deren Leiden meist auf Bewegungsmangel und schlechte Haltung im Berufsleben zurückzuführen ist, können gut beherrscht werden mit der Frequenz 10 und einer Behandlungszeit von 20 Minuten. Dies gilt natürlich nicht für den Bandscheibenvorfall, der ausschließlich klinisch zu behandeln ist. Hohe Dosen von Vitamin E gehören heute zur Standard-Begleitmedikation, ebenso die altbewährten Symphytum-Komplex-Ampullen (Fa. Pharmakon).

Bechterew-Krankheit

Die sogenannte Bechterew-Matte mit Heizspiralen hat sich für die in der Bewegungsfähigkeit sehr eingeschränkten Patienten bestens bewährt (und zwar im Großformat). Sie kann als Heimgerät nachts zu den unterschiedlichsten Zeiten benutzt werden.

Am besten geeignet sind eine Frequenz von 10 und eine maximale Anwendungsdauer von 40 Minuten zur Krampflösung und Beruhigung.

Zu warnen ist vor Matten, die die ganze Nacht bei 2 Hertz angewandt werden sollen; es handelt sich dabei in der Regel nicht um medizintechnische Qualitätsgeräte nach neuester MedGV.

Claudicatio intermittens (zeitweiliges Hinken)

Die sogenannte Schaufensterkrankheit erfordert in der Regel in mehrfacher Beziehung wirksame, zeitgleiche Therapieverfahren. Als wesentliche schmerzlindernde Maßnahme ist dabei die Magnetfeldtherapie mit einem Miet-Heimgerät in Form einer Rundspule mit Steuergerät unabdingbar. Gerade auch hier bewirken die magnetischen Wechselfelder eine wesentliche Kräftigung der Gefäße.

Dekabitus (Wundliegen)

Gerade beim Wundliegen haben sich Heimgeräte besonders bewährt, insbesondere bei denjenigen Bettlägerigen, die Pflegefälle darstellen. Die sogenannte Bechterew-Matte wird subjektiv als sehr angenehm empfunden, da eine Lage unter dem Bettuch durch entsprechende Auflagen individuell »abgefedert« werden kann. Eine häufigere Anwendung mit der Frequenz 10 und einer Dauer von 25 Minuten täglich ist auch bei Bettlägerigen gut möglich.

Depression

Unter den vielfältigen Möglichkeiten der Behandlung der endogenen Depression hat sich die Magnetfeldtherapie nicht nur als lindernde Maßnahme in der Naturheilpraxis einen festen Platz erobert.

Mit der Frequenz 10 und einer Anwendungsdauer von 10 Minuten lassen sich beachtliche Erfolge erzielen, neben der Verabreichung von Psychoneuroticum-Ampullen (Fa. Pharmakon) und anderen homöopathischen Einzelmitteln.

Dermatitis (Hautentzündung)

Sowohl Neurodermitis als auch Dermatitiden schlechthin sprechen besonders günstig auf die Magnetfeldtherapie an. Die Frequenz 20 und eine Dauer von 20 Minuten haben sich bestens bewährt. Oftmals genügt nach entsprechender klassischer Grundtherapie – die Magnetfeldtherapie als Einzelanwendung.

Durchblutungsstörungen

Ob arterielle Schwierigkeiten von Gefäßeng- und/oder Gefäßweitstellungen oder Venenklappenproblemfälle, die Magnetfeldtherapie schafft es auch hier, z. B. mit dem Extremitäten-Applikator in Verbindung mit dem Pulsatron 2002 A, die Durchlässigkeit der Gefäßwände und den Spannungszustand des Gefäßapparats günstig zu beeinflussen.

In Naturheilpraxen wird die Magnetfeldtherapie gerne nach oder im Wechsel mit durchblutungsfördernden Verfahren, wie z. B. reine Sauerstoff- oder Ozongemisch- oder Chelattherapie, kombiniert. Frequenz 10, 20 Minuten Dauer.

Distorsionen (Verstauchungen)

Mit der Frequenz 45 und einer Behandlungsdauer von rnaximal30 Minuten werden Schwellungsrückgang und Schmerzfreiheit schneller erreicht.

Epikondylitis (Tennisarm)

Die Magnetfeldtherapie hat sich gerade in der Sportmedizin mit der Frequenz 10 und der maximalen Anwendungsdauer von 20 Minuten als lindernde Maßnahme zu Beginn der Erkrankung und späterhin als alleinige Behandlung hervorragend bewährt.

Akupunktur und/oder kleine Neuraltherapie (Quaddelung von Lokalanästhetika und andere Medikamente) sind wertvolle zusätzliche Maßnahmen.

Fettsucht

Die Magnetfeldtherapie ist als Anreger (Katalysator) des Stoffwechselgeschehens und somit beim massiven Abbau der Fettdepots hervorragend geeignet (große Rundspule mit mindestens 35 cm Durchmesser oder am besten in der Großanlage). Frequenz 60, Dauer 20 Minuten, möglichst 2mal täglich.

Eine wesentliche Verstärkung der Ausleitungsanregung durch die Magnetfeldbestralung bringt eine unmittelbar vorhergehende Colon-Hydro-Therapie.

Frakturen (Brüche)

Nach der Eingipsung in der Klinik ist in der ambulanten Praxis mit Frequenz 45 und maximal 20 Minuten Behandlungsdauer 2mal täglich eine wesentlich beschleunigte Kallusbildung nachweisbar.

Zusätzlich: 2mal wöchentlich begleitende biochemische Mischinjektionen und die tägliche Rundspule mit Steuergerät als Miet-Heimgerät zur täglichen Eigenanwendung.

Gastritis (Magenschleimhautentzündung)

Die meist auf einer nervösen Überreaktion und Vitamin-B12- sowie Folsäuremangel beruhende Frühjahrs- bzw. Herbstgastritis kann mit der Frequenz 10 und einer maximalen Anwendungsdauer von 15 Minuten (in der 1. Woche täglich, in der 2. Woche 3mal, in der 3. Woche nur noch ausschleichend einmal) erfolgreich behandelt werden. Schonkost und psychotherapeutische Hilfe verstärken meist den Behandlungserfolg.

Halswirbelsäulensyndrom (HWS-Syndrom)

Die meist chronischen, in bestimmten Abständen wiederkehrenden und aufgrund von Haltungsschäden oder berufsbedingter Fehlhaltungen weitverbreiteten HWS-Syndrome können mit Frequenz 25 und einer maximalen

Anwendungsdauer von je 15 Minuten 2- bis 3mal wöchentlich relativ schnell angegangen werden.

Eine Veränderung der Sitz- und/oder Schreibposition sowie gymnastische Bewegungsübungen und wohldosierter Ausgleichssport (Schwimmen) helfen, Rückfälle zu verhindern.

Außerdem hat sich die Lasertherapie unmittelbar vor der Magnetfeldbestrahlung für injektionsempfindliche Patienten bewährt. Für neuraltherapeutisch erfahrene Behandler stellen sich bei HWS-Syndromen dankbare und schnelle Heilungserfolge ein (z. B. Symphytum-Komplex-Ampullen).

Hüftnekrose

Da es sich hierbei um eine chronische Degeneration von Knochen und Weichteilen handelt, muß mit einer Frequenz von mindestens 25 und einer Mindestbehandlungsdauer von 20 Minuten je Anwendung 3mal wöchentlich begonnen werden.

Zur Schmerzlinderung hat sich Pulsatron 2000 bewährt, zur Heimbehandlung ist jedoch die Rundspule mit tragbarem Steuergerät vorzuziehen.

Ischialgie (Ischias)

Die akuten Entzündungserscheinungen mit starker Bewegungseinschränkung und starken Schmerzen werden am besten mit Frequenz 10 und einer maximalen Behandlungszeit von 25 Minuten je Sitzung (bis Schmerzfreiheit eintritt) angegangen.

Eine gleichzeitige Gabe von Neuraltherapeutika und Schmerzmitteln lassen eine rasche Besserung eintreten.

Karpaltunnelsyndrom

Diese meist in der Altersheilkunde anzutreffende Symptomatik ist aus Zeit- und Kostengründen am sinnvollsten mit einer Rundspule und tragbarem Steuergerät als Miet-Heimgerät anzugehen. Die Frequenz 10 und 20 Minuten als Behandlungsdauer möglichst 2mal täglich haben sich bewährt.

Neuraltherapeutische Maßnahmen in der Praxis oder beim Hausbesuch bleiben davon unberührt. Operationen haben auch heute noch hohe Risiken, da sie als Nebenwirkungen erhebliche Lähmungserscheinungen verursachen können.

Kopfschmerzen

Bei einem Spannungskopfschmerz infolge Erregung (z. B. Freude, Angst, Arger usw.), der also keine organische Ursachen hat, hat sich eine Frequenz von 10 und eine maximale Behandlungszeit von 15 Minuten als ausreichend und erfolgreich erwiesen.

Aspirin plus C und ein Therapeutengespräch in entspannter Atmosphäre vor der Magnetfeldbehandlung bringen oft Spontanerfolge. Auch ist hier wahlweise an Sauerstoff- oder Ionentherapie sowie an Lasertherapie zu denken.

Koxarthrose (chronische Erkrankung des Hüftgelenks)

Auch bei diesem degenerativen Erscheinungsbild – in der Regel ab der Mitte der Lebenshälfte – haben sich die Frequenz 40 und eine maximale Behandlungszeit von 20 Minuten bewährt.

Koxitis (Hüftgelenksentzündung)

Bei ein- oder beidseitigen Koxitiden haben sich die Frequenz 10 und 20 Minuten Dauer als wahre »Schmerzbefreier« bewährt. Die entzündungshemmende Wirkung der Magnetfeldtherapie ist seit langem bewiesen.

Für die Praxis tauglich ist hier die Pulsatron-Großanlage oder die Heimbehandlung mit der Rundspule (35 cm Durchmesser) und dem tragbaren Steuergerät.

Lumbago (Hexenschuß)

Eine tägliche Anwendung der Magnetfelder mit der Frequenz 10 und maximal 20 Minuten Dauer unter gleichzeitiger Gabe von Neuraltherapeutika bringt in kurzer Zeit rasch Linderung.

Lendenwirbelsäulensyndrom

Hier gilt Ähnliches, wie unter »Halswirbelsäulensyndrom« gesagt. Erschwerend kommt jedoch hier der sog. Hausfrauenrücken hinzu. Die LWS-Syndrome treten meist durch Überlastung beim Heben, Bücken und Tragen auf. Insbesondere das Heben schwerer Lasten und gleichzeitige Drehbewegungen führen zu plötzlich auftretenden starken Schmerzen.

Die Frequenz 10 bei einer maximalen Anwendungsdauer von 25 Minuten sowie gymnastische Übungen und Wasseranwendungen bringen eine schnelle Erleichterung.

Multiple Sklerose

Das subjektive Muskelstärkeempfinden des Patienten kann bei dieser generell durch ungünstige Prognose gekennzeichneten Erkrankung mit Frequenz 10 und einer maximalen Behandlungsdauer von 15 Minuten positiv beeinflußt werden.

Neurodermitis

Siehe auch Dermatitis; Frequenz hier allerdings nur 10 und eine maximale Anwendungszeit von 15 Minuten.

Auch hier bringt die Colon-Hydro-Therapie erfreuliche Besserungen im Sinne einer ursächlichen Lenkung der Darmflora.

Obstipation (chronische Stuhlverstopfung)

Um eine beschleunigte Darmbewegung (Peristaltik) zu erreichen, hat sich die Frequenz 45 bei einer maximalen Anwendungszeit von 15 Minuten bewährt. Eine ballaststoffreiche Vollwertkost ist unabdingbar, ebenso die Aufnahme von mindestens 2–3 l Flüssigkeit am Tag.

Die Heimbehandlung mit großer Rundspule (mindestens 35 cm Durchmesser) sowie eine ausführliche diätetische Beratung versprechen den größten Erfolg. Unter Umständen helfen Lymphinjektionen entlang des querverlaufenden Grimmdarms (Colon transversum), dessen Peristaltik günstig zu beeinflussen.

Die Colon-Hydro-Therapie bietet ein erfolgversprechendes zusätzliches Behandlungsverfahren (Abb. s. Seite ooo; siehe dazu auch den Ratgeber Colon-Hydro-Therapie von Manfried A. Ullrich, ISBN 3-0350-5024-4)

Osteoporose

Patienten, die nicht aufgrund einer Behandlung mit Kortison- oder anderen Hormonmedikamenten osteoporotische Beschwerden zeigen, können mit einer Frequenz von 25 und einer maximalen Behandlungsdauer von 30 Minuten schmerzfreier werden.

Die notwendige biochemische Substitutionstherapie (z. B. das Hinzufügen von Kalzium, Kalium, Natrium usw.) ist abhängig von einer spezifischen Untersuchung über die tatsächlichen Mangelzustände. Nur so kann eine Anhäufung z. B. von Kalzium (sog. Hyperkalzämie) vermieden werden.

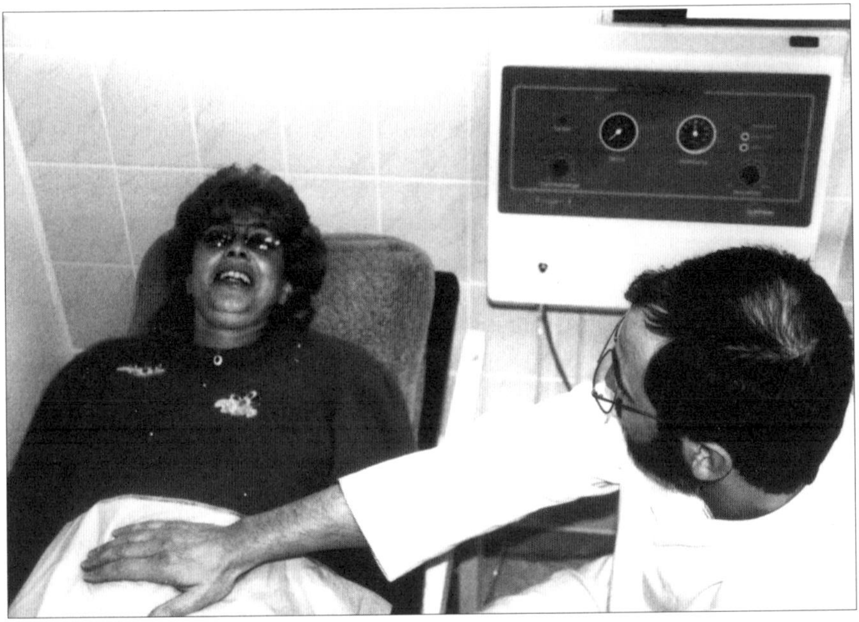

Durch die Colon-Hydro-Therapie erfolgt eine sanfte Darmreinigung und gründliche Darmsanierung. Das Colonbad ist die ideale Vorbereitung oder Begleittherapie vieler ganzheitlicher Behandlungsmethoden.
Wichtige Indikationen: Blähungen, Hautkrankheiten, Pilzerkrankungen, Durchfall akute Stuhlstauungen, Stoffwechselstörungen, Morbus Crohn.

Paresen (Teillähmungen)

Die Behandlung mit Frequenz 25 und maximaler Anwendungszeit von 30 Minuten bei gleichzeitiger Gabe von neuraltherapeutischen Infiltrationen (z. B. Elhapargen Amp. [Fa. Elha], Symphytum-Komplex [Fa. Pharmakon], Nux vomica D 3 Amp. [Original DHU], Lachesis D 8 Amp. [Original DHU] und/oder Akupunktur erzielen oftmals überraschende Erfolge.

Phantomschmerzen

Sie können mit Frequenz 25 und einer maximalen Dauer von 20 Minuten behandelt werden.

Eine unmittelbar vorhergehende Akupunkturbehandlung wird durch anschließende Magnetfeldbestrahlung wesentlich verstärkt.

Prostatitis (Entzündungen der Prostata)

Bei der subjektiv als schmerzhaft empfundenen Prostataentzündung (ohne deutlichen organischen Befund oder Bakteriennachweis in der Blase) kann man mit einer Frequenz 10 und einer maximalen Behandlungsdauer von 15 Minuten gute Erfolge erzielen. Eine intensive Psychotherapie ist zusätzlich zu empfehlen.

Die postoperativen Schmerzen können meist – wenn auch nur kurzfristig – durch Magnetfeldtherapie gelindert werden. Hier lohnt sich die Anschaffung einer Bechterew-Matte für die tägliche Heimbehandlung. Die Heizspiralen in dieser Magnetfeldmatte leisten gerade hier besonders wertvolle Dienste, da sonst in Extremfällen nur täglich warme Sitzbäder die Schmerzen erträglicher werden lassen (z. B. mit Leukona-Sulfomoor-Bad, Perozon, Pinimenthol).

Alternativ hat sich die Anschaffung des Cura-Med-S-Geräts der Fa. H. Bachmann, Bielefeld, bewährt. Es fördert insbesondere die Blutzirkulation im kleinen Becken, ist klinisch getestet, bei der Uniklinik Zürich entwickelt worden und kann als Heimtherapiegerät verwendet werden.

Rheuma

Die akute Form ist mit der Frequenz 10 und maximal 20 Minuten Dauer, die chronische Form mit Frequenz 45 und maximal 30 Minuten zu behandeln.

Schlafstörungen

Sowohl Einschlaf- als auch Durchschlafstörungen können mit Frequenz 10 bei maximal 20 Minuten Dauer im Anschluß an ein harmonisierendes Gespräch mit dem Therapeuten erfolgversprechend behandelt werden. Die üblichen Schlafmittel sollten stufenweise abgesetzt werden, da sie meist zu Suchtproblemen führen.

Trigeminusneuralgie

Bei der Magnetfeldtherapie haben sich Applikatoren, z. B. Pulsatron 2000, insbesondere im Kopfbereich bestens bewährt. Mit Frequenz 10 und maximal 15 Minuten Behandlungsdauer (bei gleichzeitiger Anwendung von Akupunktur, Neuraltherapie und Gabe des Vitamin-B-Komplexes) tritt schnell Besserung ein.

Oft lohnt sich auch hier ein Heimgerät, da die Schmerzattacken plötzlich und zu unterschiedlichen Zeiten auftreten (z. B. nach und/oder während einer Mahlzeit).

Vertigo (Schwindel)

Der oftmals im Alter auftretende Schwindel kann durch die Magnetfeldtherapie nur begrenzt behandelt werden; und zwar mit der Frequenz 25 und einer maximalen Behandlungszeit von 15 Minuten. Nach der Behandlung ist unbedingt darauf zu achten, daß der Patient noch einige Minuten unter Aufsicht in der Praxis bleibt und sich nicht sofort ans Steuer setzt.

Gute Erfolge zeigen sich meist bei der Vertigo-Magnetfeldtherapie, wenn sie als zusätzliche Maßnahme zu einer Sauerstoff-, Ionen-Sauerstoff- oder Infusionstherapie (z. B. Actovegin 20 %) vorgenommen wird.

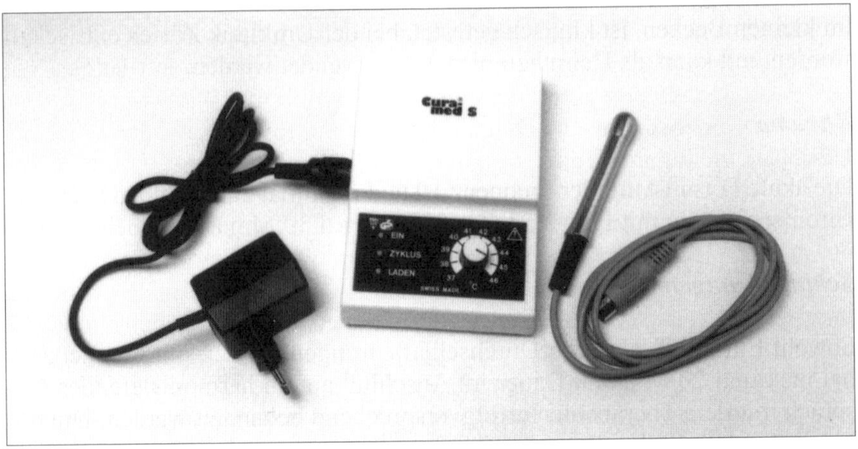

Das Cura-Med-S-Gerät fördert die Blutzirkulation im kleinen Becken und kann als Heimtherapiegerät verwendet werden.

Schwermetalltest

Erst seit kurzem ist es auch in Deutschland möglich, mit einer verblüffend einfachen, jedoch genauen Testmethode die Schwermetalle Zink, Kupfer, Blei, Cadmium und Quecksilber nachzuweisen.

Laut WHO sind 60–70 % aller chronischen und akuten Krankheiten auf Schwermetallvergiftungen zurückzuführen.

Die immer stärker werdende Belastung der Menschen durch immer höhere Emissionen haben in der Bevölkerung zu einer besonderen Sensibilität für die persönliche Betroffenheit (z. B. Kopfschmerzen, Reizbarkeit, Depressionen, Schwäche, Mattigkeit, Schwindel, Schlaflosigkeit, Rheuma u. a.) geführt. Für diese Gruppe gibt es einen Schwermetalltest, mit dem sehr schnell und genau festzustellen ist, wo in der persönlichen Umwelt (Leitungswasser, Farbe an den Wänden, Tapeten, Staub im Teppich, Blei im Geschirr, Gartenerde usw.) erhöhte Schwermetallkonzentrationen auftreten, die belastend wirken können.

Mit dem neuen Test kann man Quecksilbervergiftungen von Amalgamfüllungen feststellen sowie fast alle Stoffe und Materialien auf Schwermetallbelastungen über wäßrige Lösungen in destilliertem Wasser prüfen. Dadurch ist eine medizinische Diagnostik nicht nur im Urin, sondern auch als Ursachenfindung im Umfeld möglich.

Die Naturheilkunde, besonders die Homöopathie, kann ihre Arzneimittel heute nur noch schwer korrekt definieren, da die Symptomatik der Simile durch die aufgenommenen Schwermetallionen überlagert wird. Dadurch werden die klassischen Arzneimittelbilder nach Samuel Hahnemann aus ihrem Rahmen verschoben. Erst nach Wiederherstellung des Gleichgewichts durch die Ausleitung der freien Schwermetallionen sind sie wieder erkennbar.

Die Anzahl der Fehldiagnosen beim Hausarzt durch sog. festgestellte Mängel (z.B. Kalziummangel, Eisenmagel und Kupfermangel aufgrund Blutuntersuchungen) könnten vermieden werden, indem man den Schwermetalltest in der Praxis selbst durchführt (Urinuntersuchung).

Zum Abbau von Oxidation und freien Radikalen benötigt der Organismus eine Mindestmenge von Aminosäuren und Vitaminen. Die Aminosäure L-Cystein ist zum Beispiel für die Entgiftungsvorgänge besonders wichtig. Sie ist Dreh- und Angelpunkt vieler Entgiftungssysteme und im Zentrum vieler Enzyme an der Katalyse beteiligt sowie für die richtige Struktur zahlloser Proteine verantwortlich, die von giftigen Schwermetallen zerstört wird.

Je nach Testergebnis wird eine individuelle Ausleitungstherapie von mir zusammengestellt und der Test zur Kontrolle nach etwa 4 Wochen wiederholt. Eine Reduzierung bzw. Beseitigung der vorher vorhandenen Oxidanzien wird dann nachweisbar sein, und Ihr Befinden wird sich merklich verbessert haben.

Nachstehend finden Sie in Kürze das Wichtigste über die Schwermetalle.

Zink

Bei der schädlichen Einwirkung von chemischen, pflanzlichen oder sonstigen Giften auf den Organismus kommt es zur Bildung freier Radikaler und elektromagnetischer Belastung durch Ionen, außerdem ist Zink der Antagonist von Kupfer, Eisen und Kalzium, d. h., bei einem Überangebot von zweiwertigen Zinkionen werden Kupfer, Eisen und Kalzium aus den Bindungsstellen im Körper verdrängt. Dies kann einen Mangel dieser Metalle bzw. Mineralien zur Folge haben.

Bei Eisenverdrängung kommt es außerdem zu anämischen Erscheinungen sowie zu reduzierter Aufnahme von Sauerstoff, bei Kalziumverdrängung zu Schäden im Knochenaufbau in den Nervenzellen.

Zink wird überwiegend durch Trinkwasserleitungen, Konservennahrung und berufsbedingte Kontakte aufgenommen.

Zuviel Zink = Störung der Immunabwehr!

Zink ist an vielen enzymatischen Vorgängen beteiligt (Hautprobleme, Haarausfall, Allergien).

Blei

Bei Vergiftung entstehen Schäden im Nerven- und blutbildenden System mit Folge einer Anämie.

Da Blei die Placentaschranke im Mutterleib durchdringt, kann es besonders bei Embryonen und Föten sehr schädlich sein. Bei Kindern mit Bleibelastung wurde in klinischen Studien ein deutlich verminderter IQ-Wert festgestellt, was zu Ablenkbarkeit, Ruhelosigkeit und sogar zu Unaufmerksamkeit und Lernschwäche führte. Gelenk- und Sehbeeinträchtigung seien hier erwähnt.

Vorkommen bzw. Aufnahme von Blei: in erster Linie über die Nahrung und Atemluft in verkehrsüberlasteten Städten.

Menschen, die an Verkehrsknotenpunkten oder in der Nähe einer Tankstelle wohnen oder arbeiten, haben in der Regel eine sehr hohe Bleibelastung. Vorsicht ist auch geboten, wenn in renovierten Altbauten neue Kupfer- oder Zinkwasserleitungen verlegt wurden und sich in der Wasserüberleitungs- oder Hauptanschlußregion des Hauses noch alte Bleimuffen befinden.

Kupfer

Gegenspieler (Antagonist) von Zink. Bei Kupfervergiftung Verdrängung von Zink aus den Bindungsstellen der Enzyme. Dadurch Schwächung des Immunsystems; Haut, Nagel- und Haarwuchs zeigen Degeneration. Freies Kupfer mindert Energie und Leistungsfähigkeit und führt häufig zu langanhaltenden Müdigkeitsphasen, außerdem kann eine schwere Leberstörung die Folge sein. Vorkommen: Trinkwasser-Kupferleitungen, kupferhaltiges Kochgeschirr, Kupferschüsseln, die mit scharfen Reinigungsmitteln behandelt wurden, Kupferspiralen in der Gebärmutter.

Cadmium

Führt durch Kumulation in der Niere und Leber zu Schäden der Organe. Bei cadmiumbelasteten Berufen können Karzinome der Prostata, der Lunge und der Bauchspeicheldrüse entstehen. Vorkommen: Müllverbrennungsanlagen, bei starken Rauchern, auch Anlagerung in Böden durch Emission.

Quecksilber

Schädigung des peripheren und zentralen Nervensystems.

Durch Amalgamfüllungen Auswanderung der Quecksilberionen über die Blut-Hirn-Schranke in das Gehirn, Anlagern in der Hypophyse mit Folgeschäden der Hormonsteuerung, besonders bei Frauen.

Außerdem Belastung des Immunsystems (Immundepression) und Unfruchtbarkeit des Mannes, seit neuestem wird ein negativer Einfluß auf das Krebsgeschehen nicht ausgeschlossen.

Auch ein negativer Einfluß auf Antibiotika bis hin zur Unwirksamkeit wird zur Zeit diskutiert.

Da wir es in der Naturheilpraxis – wie die früheren Anwendungsfälle mit Magnetfeldtherapie schon zeigten – oft mit Syndromen (einer Vielzahl von Einzelbeschwerden auf einmal) zu tun haben, ist es zwingend notwendig, auch die Schwermetallbelastung des Patienten zu prüfen.

Symptome werden häufiger als früher geglaubt von den oben genannten Auswirkungen (Vergiftungen) überlagert, so daß im Zuge der Kostenminimierung auf eine noch gründlichere Ausschlußdiagnostik Wert gelegt werden sollte.

Anhang

Säure- und Basenbildner in der Nahrung (Übersicht)

Aus: Harald Hosch, *Gesund durch Entsäuerung – Das Säure-Basen-Gleichgewicht wiederherstellen und erhalten,* ISBN 3-0350-5023-6. Jopp/Oesch-Verlag, Zürich

Stark basenüberschüssig:

Gemüsesäfte
Fruchtsäfte
Früchte (nicht abends!)
Gemüsefrüchte (Auberginen, Kürbis, Zucchini)
Blattgemüse/Blattsalate (Mangold, Spinat, alle Kohlarten)
Knollengemüse (Kohlrabi)
Wurzelgemüse (Sellerie, rote Bete, Möhren, Meerrettich)
Kartoffeln
Pfifferlinge
Steinpilze
Molke
Gurken, Rhabarber, Lauch

Schwach basenüberschüssig:

Buttermilch
Sauermilch
Vollmilch (Kindernahrungsmittel! Kein Getränk!)
Trockenobst
Apfelkraut
Dattelsirup
Rübensirup
Vollsojamehl
Weizenkeime
Dinkelkeime
Feldsalat

Stark säureüberschüssig:

Hartkäse
Fleisch
Wurstwaren
Fisch
Eier
Schokolade
Kakao
Weißmehl und Weißmehlprodukte
Kaffee
Industriezucker und alle zuckerhaltigen Produkte
Erdnüsse, Paranüsse

Schwach säureüberschüssig:

Quark (Bioghurt/Biogarde-Kulturen, Sanoghurt)
Haselnüsse
Weizenvollkornmehl
Roggenvollkornmehl
Vollkornknäckebrot
Vollkornbrot Erzeugnisse aus Vollkornschrot

Noch ein Wort zu einigen Genußmitteln:

- Schwarzer Tee (wenn lang gezogen) wirkt stark basisch.
- Getreidekaffee wirkt neutral bis leicht basisch (je nach Sorte).
- Bier erweist sich als neutral bis leicht säurebildend.
- Trockener Wein ist ein leichter Basenspender.
- Hochprozentiger Alkohol ist stets stark säurebildend.

Detaillierte Übersicht

(nach Forschungen und Aufzeichnungen von Professor Bannister, Dr. Ragnar Berg und Fred W. Koch)

Die mit Plus (+) gekennzeichneten Nahrungsmittel sind basenbildend, die mit Minus (–) gekennzeichneten bilden Säuren. Je höher die Pluszahl, desto wertvoller ist das jeweilige Produkt, je höher die Minuszahl, um so belastender ist es. Die angegebenen Werte sind auf jeweils 100 g Nahrungsmittel berechnet (unbearbeitete Form).

Gemüse:

Rosenkohl	– 9,9
Artischocken	– 4,3
Erbsen, reif	– 3,4
Wirsing, weiß	– 0,6
Grünkohl im März	+ 0,2
Spargel	+ 1,1
Zwiebeln	+ 3,0
Blumenkohl	+ 3,1
Grünkohl im Dez.	+ 4,0
Wirsing, grün	+ 4,5
Fcldsalat	+ 4,8
Erbsen, frisch	+ 5,1
Rotkraut	+ 6,3
Rhabarber (Stengel)	+ 6,3
Porreeknollen	+ 7,2
Brunnenkresse	+ 7,7
Schnittlauch	+ 8,3
Schnittbohnen (frisch)	+ 8,7
Porreeblätter	+ 11,2
Sauerampfer	+ 11,5
Brechbohnen (grün)	+ 11,5
Spinat, Ende März	+ 13,1
Sellerie	+ 13,3
Tomaten	+ 13,6
Kopfsalat, frisch	+ 14,1
Endivie, frisch	+ 14,5
Löwenzahn, frisch	+ 22,7
Gurken, frisch	+ 31,5

Kartoffeln und Wurzelgemüse:

Schwarzwurzeln	+ 1,5
Rettich, früh, weiß	+ 3,1
Kohlrüben	+ 3,1
Kartoffeln (mag.bon)	+ 4,7
Kohlrabi	+ 5,1
Meerrettich	+ 6,8
Kartoffeln (Blaublüher)	+ 8,1
Karotten	+ 9,5

rote Rüben, frisch	+ 11,3
Rettich, schwarz	+ 39,4

Früchte (frisch):

Äpfel, unreif	+ 1,0
Johannisbeeren, rot	+ 2,4
Erdbeeren	+ 3,1
Birnen	+ 3,2
Sauerkirschen	+ 3,5
Ananas	+ 3,6
Äpfel, reif	+ 4,1
Weichselkirschen	+ 4,3
Süßkirschen	+ 4,4
Mirabellen	+ 4,4
Zwetschen	+ 4,8
Datteln	+ 4,9
Bananen, unreif	+ 4,9
Himbeeren	+ 5,1
Heidelbeeren	+ 5,3
Pflaumen, süß	+ S,8
Johannisbeeren, schwarz	+ 6,1
Pfirsiche	+ 6,4
Aprikosen	+ 6,6
Preiselbeeren	+ 7,0
Brombeeren	+ 7,2
Trauben, reif	+ 7,6
Stachelbeeren, reif	+ 7,7
Korinthen	+ 8,2
Apfelsinen	+ 9,2
Zitronen	+ 9,9
Bananen, reif	+ 10,1
Mandarinen	+ 11,5
Rosinen	+ 15,1
Hagebutten	+ 15,5
Feigen, getrocknet	+ 27,5

Dosenfrüchte sind ernährungsphysiologisch völlig wertlos! Das Selbsteingemachte gehört hier ebenfalls dazu (starke Minuswerte!). Tiefkühlkost ist weitgehend wertgeschädigt, behält aber Restwerte (Minuswerte!).

Milch und Milcherzeugnisse:

Hartkäse	– 18,1
Quark	– 17,3
Sahne	– 3,9
H-Milch	– 1,0
Buttermilch	+ 1,3
Muttermilch	+ 2,2
Ziegenmilch	+ 2,4
Molke	+ 2,6
Schafmilch	+ 3,2
Kuhmilch (Frischmilch)	+ 4,5
Soja-»Milch«	+ 15,0

Andere Eiweißträger:

Schweinefleisch	– 38,0
Kalbfleisch	– 35,0
Rindfleisch	– 34,5
Hühnerei	– 20,0
Seefisch	– 20,0
Süßwasserfisch	– 11,8
Putenfleisch	– 10,5
Speck, geräuchert	– 8,5
Steinpilze	+ 4,0
Pfifferlinge	+ 4,5

Beim Hühnerei unterscheiden sich die Werte je nach Fütterung zwischen – 18,0 bis – 22,0 (Mittelwert ca. – 20,0).

Mehl, Teigwaren, Körnerfrüchte:

Reis, halbgeschält	– 39,1
Roggenmehl, Auszug	– 16,4
Graupen	– 13,7
Reis, naturbelassen	– 12,5
Weizengrieß	– 10,1
Haferflocken	– 9,2
Nudeln, weiß	– 5,9
Grünkern	– 4,6
Reisstärke	– 4,6
Buchweizengrütze	– 3,7

Weizenmehl, Auszug	– 2,6
Vollkornnudeln	– 2,0
Sojanudeln	– 0,2
Kartoffelstärke	+ 2,0
Linsen	+ 6,0
Weiße Bohnen	+ 12,1
Sojamehl	+ 12,8
Sojagranulat	+ 24,0
Sojanüsse	+ 26,5
Sojareinlecithin	+ 38,0

Bei Sojaprodukten ist auf die Herkunft und auf die Art der Fertigung zu achten, weil es große Qualitätsunterschiede gibt. Die vorgenannten Werte stammen von Soja aus den USA (voll am Strauch gereift und mit Keimling verarbeitet).

Brot:

Schwarzbrot	– 17,0
Weißbrot	– 10,9
Kommißbrot	– 7,3
Zwieback, weiß	– 6,5
Schrotbrot	– 6,1
Vollkornbrot	– 6,0
Vollwertbrot	– 4,5
Knäcke (Schweden)	– 3,7
Vollkornzwieback	– 2,2

Nüsse:

Erdnüsse	– 12,7
Paranüsse	– 8,8
Walnüsse	– 8,0
Kastanien	– 5,9
Mandeln, süß	– 0,6
Haselnüsse	– 0,2

Fette:

Margarine	– 7,5
Butter	– 3,9

Speiseöle sind höchst unterschiedlich in ihrer Wertigkeit. Raffinadeöle schneiden weitaus schlechter ab als erstgepreßte Öle.

Stark basenüberschüssig sind:

Blütenpollen
Zuchthefe, Bierhefe
Bienenhonig
Spinat (roh als Salat)
reife Bananen
Blütentee

Es erscheint mir wenig sinnvoll, die tägliche Ernährung ausschließlich von Tabellen abhängig zu machen, daher soll diese Aufstellung auch nur eine Orientierungshilfe sein und gewisse Anhaltspunkte bieten.

Nachwort

Die Behandlung mit pulsierenden Magnetfeldern wird heute noch ungerechtfertigterweise von manchem Schulmediziner als wirkungslos bezeichnet. Nach meinen Erfahrungen und Untersuchungen trifft dies nicht zu. Die Magnetfeldtherapie ist, wie wir gesehen haben, beispielsweise in der Lage, Patienten schnell und anhaltend von akuten Schmerzen zu befreien oder chronische Schmerzen zu lindern. Sie führt auch zu schnellerer Knochen- und Wundheilung und kann helfen, wo andere Therapien versagen und kontraindiziert sind.

Solange ihre Wirkungsnachweise nicht eindeutig und reproduzierbar mit wissenschaftlichen Beweisen belegt ist, wird sie noch eine Außenseiterrolle spielen.

Literatur

Albrant: Roßarzneibuch. Handschrift aus der 1. Hälfte des 13. Jahrhunderts. Reprint Olms-Press, Hildesheim 1978.

Ascherl, R.: Untersuchungsergebnisse über den elektrischen Widerstand am Knochengewebe. In: Orthopädie 13 (1984), 78–92.

Baenkler, Hanns U: (Hrsg.): Medizinische Immunologie, Losebl.-Ausg. ecomed Verlag, Landsberg/Lech 1995.

Bayerl, A.: Die Stimulation des Knochenwachstums beim Schaf durch extrem niederfrequente elektromagnetische Wechselfelder. Dissertation Orthopädische Universitätsklinik Würzburg 1980.

Best, J.: »Normalwert« verschiedener Parameter im Blutserum und Plasma bei Vollblütern und Trabern. In: Prakt. Tierarzt 60 (1979).

Bischof, Marco: Biophotonen – Das Licht in unseren Zellen. Zweitausendeins Verlag, Frankfurt am Main 1995.

Blümlein, H., U. Schneider, B. A. Rahn und S. M. Perren: Die Wirkung sogenannter elektrodynamischer Potentiale an experimentellen reaktionsarmen Pseudarthrosen. Langenbecks Arch. chir. Suppl.1977.

Buddecke, Eckhart: Grundrisse der Biochemie. De Gruyter Verlag,1977.

Chrobasik, J. und S.: Möglichkeiten und Grenzen der Behandlung mit Akupunktur und Heilkräutern sowie der Magnetfeldtherapie. Vortrag im Rahmen einer Tagung »Magnetfeldtherapie in Verbindung mit Naturheilverfahren«, 1981.

Focke, H.: Magnetfeld-Therapie: Eine Alternative zu herkömmlichen Behandlungsverfahren in der Pferdepraxis. In: Oldenburger Sportpferd 4/5 (1981).

Fröbel, W: Magnetfeldtherapie in der Humanmedizin. In: DKZ 11 (1984).

Haimovici, N., und M. Neguescu: Beeinflussung der Kallusbildung mit niederfrequenten gepulsten Magnetfeldern. In: Therapiewoche 30 (1980), 4619–4631.

Hanusch, Karl-Heinz: Frischzellen, Zelltherapie – Medizin der Zukunft. Econ-TB-Verlag, Düsseldorf 1986.

dto.: Ayurveda – Indische Heilweisen für Europäer. Econ-TB-Verlag, Düsseldorf 1992.

dto.: Immuntherapie, Vorbeugung und Heilung von Krankheiten durch Naturheilkunde. 3. Auflage 2003, Oesch/Jopp Verlag, Zürich

dto.: Softlasertherapie – Schmerzen sanft und schnell lindern. 3. Auflage 2002, Oesch/Jopp Verlag, Zürich

Karlson, Peter: Kurzes Lehrbuch der Biochemie. Georg Thieme Verlag, Stuttgart 1980.

Knahr, K, und A. Dutter: Der Einfluß von Magnetfeldern auf maligne Geschwülste der Maus. In: Med. orthop. Technik 6 (1981).

Kraus, W: Zur Biophysik der Knochenbruch- und Wundbehandlung durch funktionelle elektrische Felder. Vortrag 103, 91. Tagung der Deutschen Gesellschaft für Chirurgie, München 1974.

Kraus, W., und F. Lechner: Die Heilung von Pseudarthrosen und Spontanfrakturen durch strukturbildende elektrodynamische Potentiale. In: MMW 114 (1974), 1814–1819.

Lechner, F.: Die Behandlung von Knochenbruchheilungsstörungen mit elektromagnetischen Potentialen. In: Med. chir. Unfallheilkunde 1974, 245–251.

dto.: Die Beeinflussung der Knochenbildung durch elektromagnetische Potentiale. Habilitationsschrift Fakultät für Medizin der Technischen Universität München, 1976.

Mandel, Peter: Die Akupunkt-Impuls-Therapie. Energetic Verlag, Bruchsal 1988.

Nieper, Hans A.: Revolution in Technik, Medizin, Gesellschaft. Illmer Verlag, Hannover 1982.

Ohlenschläger, Gerhard: Das Glutathionsystem: Ordnungs- und informationserhaltende Grundregulationen lebender Systeme. Verlag für Medizin Dr. Ewald Fischer, Heidelberg 1991.

dto.: Wie entsteht Krebs? Ralf Reglin Verlag, Köln 1996.

Pischinger, Alfred: Das System der Grundregulation. Karl F. Haug Verlag, Heidelberg 1976.

Popp, Fritz-Albert: Tumortherapie 2000 – Konzepte, Modelle, Ergebnisse und Hilferufe. In: Erfahrungsheilkunde 3 (1992a), 146–155, Pflaum Verlag, München.

dto.: Die Botschaft der Nahrung. Fischer Verlag, Frankfurt am Main 1993.

Reckeweg, Hans-Heinrich: Krebsprobleme. Aurelia Verlag, Baden-Baden 1978.

Schröter, M.: Die konservative Behandlung von Patienten mit dem Magnetfeld. In: Medizinisch-orthopädische Technik 1978, 78.

Stebner, Frank: Das Recht der biologischen Medizin,2 Bde. Karl F. Haug Verlag, Heidelberg 1992.

Warnke, Ulrich: Risiko Wohlstandsleiden: Syndrom X, Erschöpfungs-Syndrom, Pathologisches Energiedefizit. Popular Academic Verlagsges., Saarbrücken 1993.

dto.: Der Mensch und die 3. Kraft – Elektromagnetische Wechselwirkung / Zwischen Streß und Therapie. Popular Academic Verlagsges., Saarbrücken 1994.

Weigert, M.: Die Beeinflussung der Knochenbruchheilung durch Gleich- und Wechselstrom. Vortrag 1970.

Wiegand, F.: Experimentelle Untersuchungen über den elektrischen Widerstand am humanen Knorpel- und Knochengewebe. Dissertation Klinikum der Technischen Universität München, 1982.

Zimmer, H.: Tierexperimentelle Untersuchungen über die Wirkung elektrischer und magnetischer Wechselfelder auf das Knochenwachstum und Regeneration. Dissertation an der Technischen Universität München, 1973.

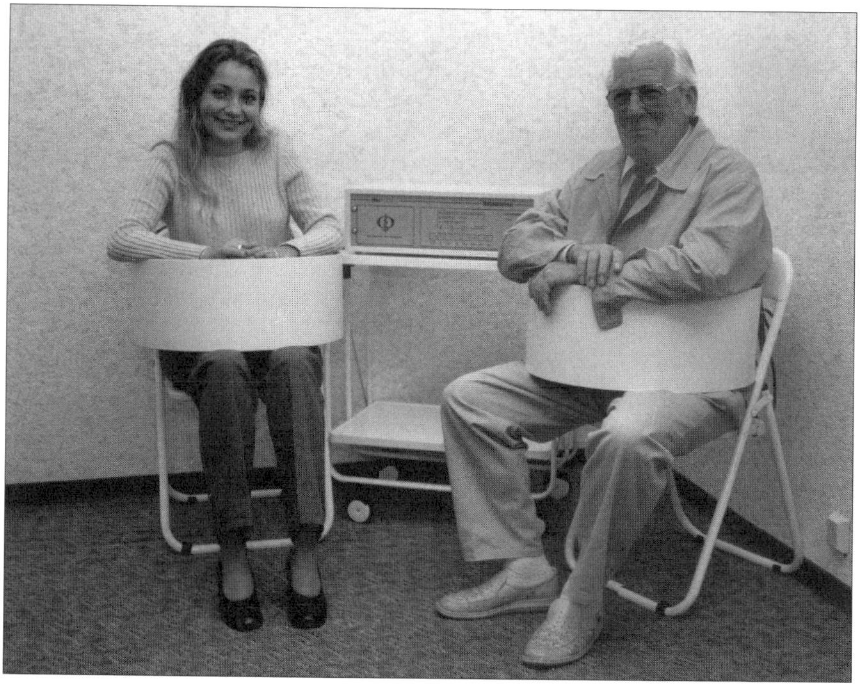

Anwendung des elecsystems bei Patienten